중국의학에서 본 병 아닌 병

전파과학사는 독자 여러분의 책에 관한 아이디어와 원고 투고를 기다리고 있습니다. 디아스포라는 전파과학사의 임프린트로 종교(기독교), 경제·경영서, 일반 문학 등 다양한 장르의 국내 저자와 해외 번역서를 준비하고 있습니다. 출간을 고민하고 계신 분들은 이메일 chonpa2@hanmail.net로 간단한 개요와 취지, 연락처 등을 적어 보내주세요.

중국의학에서 본 병 아닌 병
내부 이상에 대한 건강 체크

–
초판 1쇄 1996년 05월 30일
개정 1쇄 2024년 04월 02일

–
지은이 고다카 슈지
옮긴이 김덕곤
발행인 손동민
디자인 이지혜

–
펴낸곳 전파과학사
출판등록 1956. 7. 23 제 10-89호
주   소 서울시 서대문구 증가로18, 204호
전   화 02-333-8877(8855)
팩   스 02-334-8092
이메일 chonpa2@hanmail.net
홈페이지 www.s-wave.co.kr

ISBN 978-89-7044-652-3 (03510)

중국의학에서 본 병 아닌 병

내부 이상에 대한 건강 체크

고다카 슈지 지음 | 김덕곤 옮김

전파과학사

필자는 이전에 블루백스에서 『3천 년의 지혜, 중국의학의 비밀』을 저술하고 다행히도 호평을 받았다. 그 책에서 중국의학의 기초개념을 설명하면서 '미병(未病)'이란 발병까지는 이르지 않고 있으나 이미 병적인 상태라고 말할 수 있는 단계의 사고방법이 중요하다는 것을 설명했다. 그 후 일상 진료를 계속하는 중, 이 '미병'을 생각하는 방법에 대해서 보다 구체적인 사례를 들면서 설명할 필요가 있다고 생각하게 되었다.

당사자에게 있어서는 고민이 많음에도 불구하고 서양의학에서는 병으로 다루지도 않고, 적절한 치료도 취하지 않은 채 방치되기 쉬운 증상이 실제로 중국의학의 관점에서는 '미병'이며 그냥 내버려 두면 중대한 질환을 일으킬 가능성이 있다는 것을 강조하고자 하는 생각에서 집필하게 되었다.

분석적으로 사물을 생각하는 근대 자연과학의 영향을 받은 서양의학은 인체를 장기나 혈관계·신경계 등의 집합체로 생각하고 있다. 최근에 문제가 되고 있는 뇌사(腦死)가 얽혀 있는 장기이식을 생각해 보자.

그 발상의 저변에는 인간은 개개의 장기의 집합체에 불과하고 뇌가 전체를 통괄하여 조화를 이루고 있다는 견해가 있다. 거기에서 파손된 장기는 교환하면 된다는 장기이식의 발상이 생겨나는 것이다. 이러한 서양의학적 사고방식은 예를 들어 어떤 사람이 고혈압, 당뇨병, 만성 관절 류머티즘 등 몇 가지 병을 병합(倂合)하여 지닌 경우, 각각의 병을 독립적인 것으로 생각하여 개별적으로 치료하는 방법으로도 이해된다.

이것에 대해 동양의학에서는 모든 생물을 '부분의 집합체'로 파악하려는 방법은 취하지 않았다. 한 사람이 몇 가지의 병을 한꺼번에 앓고 있다 해도 그것은 신체 내의 균형이 어딘가에서 난조를 이룬 결과로 여겨 그 균형의 흐트러짐을 바로잡도록 치료 방침을 세운다.

이처럼 동양의학은 서양의학과는 전혀 다른 생각에서 성립되고 있다. 먼저 낸 책과 중복되는 부분도 있지만 이 책에서는 필요한 범위에서 중국의학의 기초지식을 토대로 다루었다. 각 질환의 치료법도 기술했지만, 될 수 있는 대로 구체적인 처방명을 쓰지 않고 생약의 이름을 나열하는 것으로 그쳤다. 이것은 여러분들이 비전문적이므로 함부로 약을 복용하지 않도록 예방하려는 뜻에서이다. 모든 증상은 결코 단일한 원인으로는 생기지 않고 몇 가지의 병인(病因)을 생각해야 할 것이며 정확한 기술에 입각하여 진단하고 치료할 필요가 있다. 절대 임의대로 치료하지 않기를 바란다.

1993년 2월
고다카 슈지

차례

머리말 | 4

프롤로그 미병(未痛)을 아는 법

병 아닌 병 | 11
인체는 소우주 | 12
기가 순행하면 혈도 따라간다 | 18
미병의 '외인' | 21
미병의 '내인' | 23
음식의 불섭생 | 30
성생활의 불섭생 | 36
병의 진단법 | 44
인체의 조화가 중요 | 45

병 아닌 병

1. 냉증과 열증 | 49
2. 땀 흘리기, 도한(盜汗) | 59
3. 심마진(아토피성 피부염, 화분증) | 67
4. 마르고, 살찌지 않는다 | 74
5. 권태감(피로하기 쉽다) | 78
6. 근육경련(종아리에 쥐가 난다) | 81
7. 대머리와 백발 | 84
8. 여드름, 부스럼, 피부가 거칠다 | 90
9. 시력 저하 | 95
10. 눈꺼풀의 경련, 아래 눈꺼풀의 부종 | 97
11. 이명(귀울음) | 100

12. 코가 빨갛고(딸기코), 얼굴과 볼이 빨갛다 | 105

13. 구취(입 냄새) | 107

14. 혀를 깨문다 | 113

15. 코골이, 이갈이 | 116

16. 목구멍에 이물감을 느낀다 | 118

17. 어깨 결림 | 120

18. 액취(腋臭) | 121

19. 허리가 아프고, 나른하고, 몸이 무겁다 | 122

20. 하지 정맥류 | 126

21. 발바닥의 통증 | 128

22. 성기능 감퇴 | 130

23. 음부의 가려움증 | 136

24. 가슴이 두근거리고 숨이 차며 맥박이 불규칙하다 | 140

25. 불면에 자주 꿈을 꾸며 잠을 깊이 못 잔다 | 143

26. 식욕부진 | 145

27. 변비 | 148

28. 빈뇨, 오줌을 지린다(요실금, 오줌싸개) | 152

29. 월경통, 배란기의 통증 | 155

30. 임신 중의 구토, 변비, 설사 | 162

31. 젖이 나오지 않는다, 유방통, 젖을 짜면 기분이 나빠진다 | 164

32. 손톱의 이상 | 166

33. 현훈, 현기증 | 168

34. 아침에 좀처럼 일어날 수 없거나 기분이 맑지 않다 | 170

35. 건망증, 치매 | 171

36. 차멀미 | 174

37. 무기력, 흥분하기 쉽다 | 176

38. 배꼽의 때 | 179

끝마치면서 | 180
역자 후기 | 182

프롤로그

미병(未病)을 아는 법

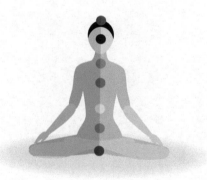

미병(未病)

병 아닌 병

서양의학에서는 병으로 인식하지 않는, 혹은 병(증상)의 원인이 불분명한 '병 아닌 병(증상)'이 의외로 많다.

이러한 병 가운데 어떤 것은 중국의학(중의학)에서는 분명하게 병적인 것으로 생각하는 경우가 있다. 중의학의 '미병'이란 사고를 볼 때 병의 범위를 더 넓게 생각하고 있는지도 모른다.

'미병'이란 아직 병으로는 인정되지 않는, 혹은 현재의 서양의학적인 혈액이나 X-ray 등의 여러 가지 검사로는 이상을 발견할 수 없으나, 중의학적인 진단법에 의하면 이미 병이라 할 수 있는 단계이며 발병했다면 이미 위험성이 있다고 말할 수 있는 상태를 말한다.

그리고 그것은 규칙적인 식사나 바른 호흡 경우에 따라서는 약물·침구(鍼灸)·기공(氣功) 등을 사용함으로써 건강한 상태로 되돌리는 일이 가능하다.

따라서 '미병'이 의미하는 상태를 올바르게 이해하고 예방에 노력하게 되면 급작스러운 발병에 당황하는 일도 없을 것이며, 돌연사의 공포에 불안해할 일도 없게 된다.

중국의학의 전반적인 기초지식에 대해서는 졸저『3천 년의 지혜, 중국의학의 비밀』(고단샤, 블루백스)을 참고해 준다면 고맙겠지만, 여기에서는 '미병'이란 어떠한 상태를 말하는가를 포함하여 기본이 되는 인체의 생리에 대해서 간단하게 다루기로 하겠다.

중국의학의 기본적인 사고는 기원전 고대 중국에서 이미 정리되었다고 생각해도 무방할 것 같다.『중국의학사상사』[이시다(石田秀實) 지음, 도쿄대학 출판부]를 참고로 하여 사상의 흐름을 조명해 보기로 하자.

인체는 소우주

중국의 고대사상에서는 인체를 소우주로 파악하고 우주·자연과는 서로 밀접한 관계를 갖고 있다고 인식하고 있었다. 이것을 천인상관설(天人相關說)이라고 한다.

어떤 갑골문(甲骨文)의 자료에는 바람을 대기(大氣)의 숨 쉬는 것으로 생각하고 동서남북 사방에 있는 신이 각각 별개의 사계(四季)를 다스리고 그 신의 명령으로 바람이 불고 돈다고 기록되어있다.

현대 이상으로 자연과 밀접한 관계를 갖고 있었던 고대에 있어 우주·자연 속의 '흐르는' 바람의 존재에서부터 소우주인 인체 속에도 같은 '흐르는 것'으로서의 '기'의 존재를 생각하게 되었다는 것은 오히려

기(氣)

경맥(經脈)

당연한 귀결이라고도 말할 수 있지 않을까.

강물이 흐르는 이미지에서부터 기가 흐르는 경로로서 '경맥'의 존재를 생각하게 되었고 우연히도 어떤 점을 자극했을 때, 그것에 반응하는 경로를 민감하게 느끼는 사람들이 있다는 사실로 인해 서서히 그 경로는 인체의 보편적인 것으로 중요시되고 판명되었을 것이다.

또한 '기'라는 신체 내를 흐르고 있는 미지의 것이 육체와 마음 양쪽에 영향을 미치고 있는 것이 아닐까 하고 생각하게 되었던 것 같다.

심신을 건강한 상태로 유지하기 위해서는 '기'를 양호한 상태로 두는 것이 필요하다. 그러기 위해서는 첫째 자연의 리듬에 맞추는 것, 둘째 활동하는 일과 휴식하는 일 양쪽을 중시하는 것, 셋째 어느 일정 부위에만 모여서 막히고 정체되는 일이 없도록 하는 것, 이런 세 가지 조건이 필요하다고 생각했다.

이런 것은 현대에도 통용되는 기본적인 생각이지만 특히 세 번째 조건인 "기가 체하면 병이 된다"라는 생각은 '미병'의 기본적인 사고

혈맥(血脈)
오장육부(五臟六腑)
경락(經絡)

중 하나이다.

전란·투쟁 등에 의한 외상을 치료할 때 혈액 흐름('혈맥')의 존재를 알고 보다 정확하게 치료하기 위하여, 혹은 인체 구조에 대한 호기심으로 인하여 고대에서부터 이미 인체 해부가 시행되고 있었다.

여기에서 주목할 만한 사실이 있다. 그것은 고대의 사람들은 해부를 통해 구체적인 내장의 위치 관계 등에 관한 지식을 갖고 있으면서, 자연(대우주) 속에서의 인간(소우주)이란 천인상관설에 입각하여 그 지식에 구애받지 않고 도리어 그것을 초월한 신체의 유기적인 시스템을 만들어 내었다. 그것이 '오장육부'나 '경락'(경락도 1~3 참조)이라는 개념이라고 말할 수 있다.

더욱 놀라운 것은 그 작업은 단순히 육체에만 국한되는 것이 아니라 무의식적인 마음의 움직임과 신체와의 관계에 대해서까지도 이르고 있었다는 것이다.

이러한 점을 확실하게 이해하지 않으면 오장육부 가운데 뇌 신경계

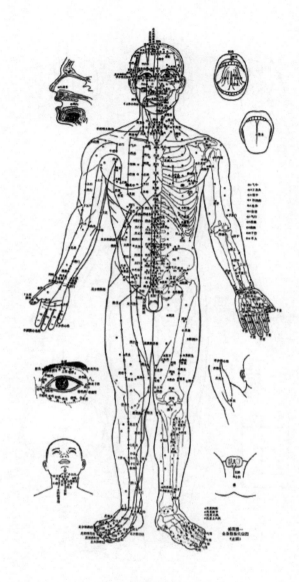

경락도 1

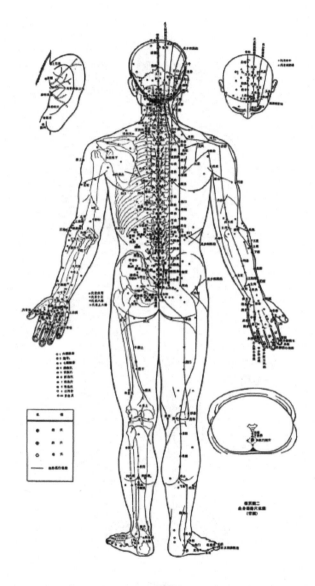

경락도 2

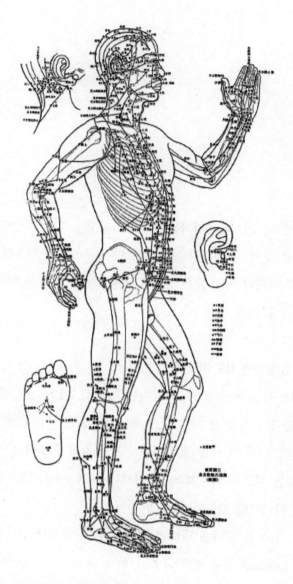

경락도 3 ｜ 상해중의학원 편, 『침구학』, 인민위생출판사 간

혈(血)

나 췌장 등의 호르몬 분비기관이 포함되지 않는 것은 무슨 까닭일까 하는 의문을 갖게 될 것이고 나아가서 이런 무책임한 해부에 기초를 둔 중의학의 이론과 치료 등은 엉터리라는 오해와 인식 부족에 의한 발언이 있을 수도 있게 된다.

기가 순행하면 혈도 따라간다

상처를 입으면 붉은 피가 난다는 것으로 '혈'의 존재를 생각하고, 이 '혈'을 전신에 돌게 하고 있는 에너지원으로서의 역할이 이미 생각하고 있었던 '기'의 작용 중 하나일 거로 생각했을 것이다. 현재 우리가 볼 수 있는 최고의 의서(醫書)인 『황제내경(黃帝內經)』에도 "기가 순행하면 혈이 따라간다"라는 문구가 있다.

우연히 어떤 동기에 의해 혈액을 모아 두었더니 위에는 반투명의 혈장이 분리되는 것을 알게 되었고 '하얀 피'와 같은 인식이 생겨나 땀, 눈물, 타액 등과 공통의 것(이런 것을 만드는 원천)으로 생각하게 되어 '진

기(氣)・혈(血)・수(水: 진액)

액'이란 생각이 생겨난 것은 아닐지.

이처럼 인체를 구성하는 성분으로서 '기' '혈' '수'를 생각하게 되었으나, 가장 알기 쉬울 것 같은 '혈'도 '기'와 밀접한 관련성이 있는 점으로 미루어 보아 단순히 혈액만을 말하는 것이 아니고 더욱 넓은 추상적인 개념인 것이다. 현재 서양과학적인 여러 가지 수단에 의해 "기란 무엇인가" "혈이란……" 같은 연구가 이루어지고 있다. 이러한 연구는 중요한 것이지만 현재의 과학 지식으로는 그 단면을 보는 데 불과한 경우가 많고, 해명은 아직 앞으로의 남은 과제인 것 같다.

거대한 빌딩이 있으면 바람의 흐름에 변화가 생기고, 뜻밖의 장소에서 여러 가지 장애를 일으키는 것과 같이 원래 부드럽게 흐르며 온몸을 순행하던 기가 어떤 원인에 의해 막혀 흐름의 방향이 바뀌는 데에 따라 여러 가지 장애와 질병을 일으키는 것은 아닐까 하고 생각했다. 그리고 이러한 상태로 정체하여 울결(鬱結)하는 것을 '기체' '기울'이라 부르고, 일정한 방향으로 흐르고 있는 기의 흐름이 원래의 흐름과 역행

기체(氣滯)	담음(痰飮)・습사(濕邪)
기울(氣鬱)	기허(氣虛)
기역(氣逆)	혈허(血虛)
진액(津液)	진허(津虛)
어혈(瘀血)	

하는 경우를 '기역' 등으로 부르게 되었다.

　이러한 사고는 마찬가지로 신체 내를 흐르고 있다고 생각되는 혈이나 '진액'에도 적용되었다. 혈이 정체되는 것은 '어혈'이라 부르고 진액이 정체되는 것은 '담음' '습사'라고 부르게 되었다.

　마치 자연계에서 부드럽고도 시원하게 불 때는 지상의 농작물에 혜택을 주는 바람이 너무 세게 불거나(태풍) 원래의 계절과는 알맞지 않은 방향에서 불 때(역풍), 혹은 유연한 강물의 흐름을 막았거나 격류가 되어 범람할 때는 농작물의 결실에 해로운 것처럼, 전신을 골고루 막히는 경우가 없이 순환해야 할 기・혈・진액의 '흐름'이 저해될 때 여러 가지 질병을 일으키는 병인(病因)이 된다고 생각하게 되었다.

　더욱이 시간이 경과함에 따라 바람이 불지 않게 되었거나 강물이 마를 때에도 농작물에 피해가 생긴다는 발상에서 기・혈・진액 각각이 부족한 상태, 즉, '기허・혈허・진허'라는 사고도 병의 원인으로 인식하기에 이르렀다고 여겨진다.

외인(外因)

이러한 '흐름'의 이상이나 부족 같은 병을 유발하는 원인이 되는 것, 그런 병인이 존재하고 있는 상태를 전체적으로 '미병'이라 부른다.

미병의 '외인'

병이 발생하기 위해서는 미병이라는 전 단계가 있어야 한다. 또한, 그 미병을 유도하는 원인으로 생각할 수 있는 것은 기후, 감정, 기타의 세 종류가 있다.

기후 조건은 외적인 병인이란 뜻으로 '외인'이라 부른다.

봄은 따뜻하고, 여름은 덥고, 가을은 서늘하고, 겨울은 추워야 할 원래의 기후가 이상 기상이 될 때 신체는 그 급격한 변화에 따르지 못해 병의 원인이 되는 경우가 많다.

예부터 냉하(冷夏)·난동(暖冬)·가뭄 등은 농작물뿐만이 아니라 인체에도 병을 일으키는 원인으로 중시되었고 현대에는 여기에 더하여 오히려 난방·냉방 등의 인위적인 환경이 병인으로 중요하게 되었다. 특히

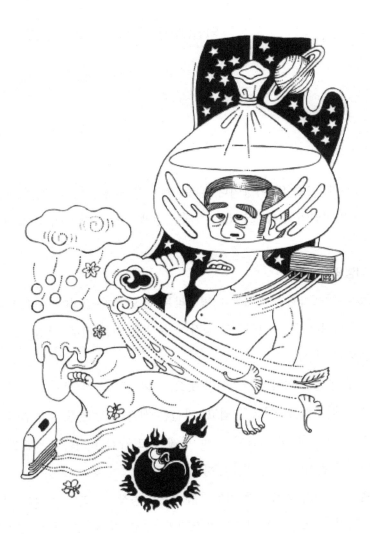

내인 (內因)
비(脾)
폐(肺)

여름에 무더울 때는 피부의 땀샘(汗腺)이 열려, 발한(發汗)하여 신체 내에 열이 쌓이지 않도록 대응하고 있으나 이때 냉방기를 강하게 틀어 일시에 신체를 차게 하면 열려 있던 피부의 구멍에서 '추위'가 쉽게 몸 속으로 스며들어 신체가 냉해지므로 여러 가지 병이 유발된다고 생각 된다.

미병의 '내인'

'내인'이라고 부르는 감정의 혼란은 옛날이나 지금이나 중요한 병 인이다. 물론 여러 가지 감정의 변화는 일상생활에 다반사로 여겨지지 만 그 감정의 혼란이 매우 크든가, 장기간 지속되는 경우에는 그것이 병인이 될 수 있다는 것이다.

늘 생각하면서 고민하는 것은 '비'라고 하는, 주로 소화·흡수에 관 계되는 장을 손상시키며 슬픔이 지나치게 되면 주로 호흡기계의 활동 을 관장하는 '폐'를 상하게 한다. 이처럼 중의학은 감정과 장부의 상관

관계를 형성하고, 특정한 감정에 영향받기 쉬운 장부를 고려하여 병인을 분석하고 있다.

특히 현대에는 여러 가지 스트레스가 남녀노소를 막론하고 야기되고 있다. 화를 내고, 안절부절못하며 어쩔 줄 모르는 것 등은 널리 자율신경계의 작용이나 간장의 기능을 포함하고 있는 '간'에 영향을 미치고, 그 기의 흐름을 정체시켜 많은 질병의 원인이 되고 있다.

물론 여기에서 말하는 '비' '폐' '간'이라고 불리는 장기는 현대의 해부학에서 말하는 비장, 폐장, 간장하고는 다르다.

앞에서 말했듯이 중의학에서 사용하고 있는 장부는 해부학의 지식을 답습한 후에 경락 등 여러 가지 개념을 포함하여 총괄되었으며 단순히 서양 해부학적인 부분에 대해 붙여진 명칭이 아니고, 관련되는 부위를 포함한 총괄적인 기능에 대해 명명되었다.

예를 들어 '신'이라고 중의학에서 부르는 장기는 서양의학에서 말하는 신장을 포함하여 부신(副腎)이라는, 신장의 바로 위에 얹혀 있는

```
┌─────────────┐
│   정(精)    │
└─────────────┘
┌─────────────┐
│   신(腎)    │
└─────────────┘
```

호르몬을 방출하는 장기나, 나아가서는 이 부신피질에서 분비되는 호
르몬의 양을 조절하고 있는 뇌 속의 호르몬 분비기관 뇌하수체, 또한
이 뇌하수체의 호르몬을 조절하고 있는 시상하부(視床下部)까지도 포함
한 개념인 것이다. 그리고 이 시상하부를 상위 중추로 하는 호르몬 사
이클에는 부신피질(副腎皮質) 이외에 갑상선(甲狀腺)이나 성선(性腺)호르
몬도 포함되므로 '신'의 개념에는 갑상선이나 성선의 호르몬 계열도 포
함된다.

　서양의학적으로 '신'의 개념을 설명하는 경우, 이처럼 호르몬과의
관계로 설명하는 일이 많지만 실제 중국의학에서 '신'의 개념은 더욱
광범위하다. '신'의 작용을 요약하겠다.

　"신은 정을 간직한다"라는 말이 있다. '정'이란 생명력의 기초가 되
는 에너지라고도 말할 수 있다.

　부모에게서 이어받은 타고나면서의 생명력과 음식물을 소화 흡수
하여 얻는 여러 가지의 영양물질, 노폐물인 대소변으로부터의 배설, 호

흡에 의한 산소의 취입과 탄산가스의 배출, 이러한 여러 가지 생명 활동 중에서 이루어지는 에너지를 정이라고 부르는 것 같다.

소화 흡수 기능과 그 결과 얻어지는 영양물질에 의한 면역 기능(免疫機能)은 '비'의 활동에 속하며 호흡계 전반의 활동은 '폐'에 속하지만 '신'은 자신을 포함한 오장육부 모두의 활동을 보다 고차원적으로 조절하는 기관으로 생각하고 있다.

"신은 두 변(대소변)을 다스린다", "신은 납기[納氣, 흡기(吸氣)]를 다스린다"라는 말은 이러한 것을 의미하고 있는 것으로 볼 수 있다.

'신'에는 난청(難聽)·이명(耳鳴)·현훈(眩暈)과의 관련도 있다. "신의 정기가 귀에 통하면 오음(五音)을 잘 분간하여 들을 수 있다"라는 말이나, 현훈 치료 시에 '신'의 기능 저하에 대한 치료가 중요시되는 등, 내이(內耳)의 기능이 '신'에 포함됨을 시사하고 있다.

'신'의 개념에 어째서 내이의 기능이 포함되는 걸까, 하는 점이 의아스럽게 생각될 것이다.

결핵의 치료 등에 사용되는 항생물질 중에 스트렙토마이신이나 카나마이신이 있는데 스트렙토마이신 등은 신장에 대한 독성이 있는 것과 함께 난청, 현훈을 유발하는 것으로 알려져 있다. 난청, 현훈은 모두가 내이 세포의 손상 결과이다. 이것은 신장의 어느 부위에 있는 세포의 모양과 내이 세포 모양이 매우 유사하며, 그곳이 스트렙토마이신에 의해 손상을 받기 때문이다. 고대의 사람들이 현미경도 없는 시대에 어떻게 신장과 내이 세포의 유사성(어떤 의미에서의 작용의 공통성)을 알게 되었는지 매우 흥미로운 일이다.

그 밖에 이 '신'의 작용으로는 "신의 영화로움은 머리카락에 있다", "신은 뼈를 다스리며 치아(齒牙)는 뼈의 발로이다"라는 말이 있다. 이것은 노화되어 머리털이 빠지거나, 백발이 되거나, 뼈가 약해지거나, 치아가 빠지는 것을 의미한다. 왜냐하면 신의 활동 강약이 연령에 따라 전반적인 체력의 성쇠에 관계하기 때문이다. 나중에 좀 더 상세하게 설명하게 될 것이다.

이처럼 '신'의 개념은 매우 다방면에 걸쳐 있으나 다른 장부에서도 마찬가지이며 결코 그 명칭에 해당되는 해부학적 부위의 작용만을 의미하고 있는 것은 아니다.

중국의학에서의 '신'의 기능에 대해 요약해 보았으니 이제는 형태에 관해서는 어떻게 생각하고 있는가를 알아보자.

발바닥에 있는 용천(湧泉)이란 경혈(經穴)에서 시작하여 해부하여 볼 수 있는 신장에 연결되어(낙맥: 絡脈), 허리에 있는 거골이란 곳에서 끝나는 '족소음신경' 및 경락과 신장 및 비뇨기계 모두를 포함한 것을 '신'이라 부른다. 기능적으로는 이 흐름에 포함되는 모든 기능을 다 포함하게 된다.

이 경락 내로 흐르는 정보를 전하고 있는 것이 '영기'라고 부르는 '기'인데, 이 기의 활동이 정상이면 '신'의 기능도 정상으로 된다. 기능

족소음신경(足少陰腎經)
영기(榮氣)
기(氣)
내장(內臟)

이 떨어지면 이 경락을 포함한 '신'의 활동도 저하된다고 여겨진다. 그러나 여러 가지 시도가 이루어지고 있지만 현대 과학의 힘으로는 이 경락이나 기를 눈으로 확인할 수는 없다.

이처럼 형태조차 눈으로 확인되지 않는 상상적 개념인 것이다. 작용도 있고 형태도 이미지의 세계로는 존재하지만 그것을 눈으로는 확인할 수 없는 것이다. 너무 지나친 비유겠지만 공기 같은 것이라고 말할 수 있을지 모르겠다.

앞에서 언급했듯이 중국의학에서는 인체의 여러 기능을 관장하는 곳을 '내장'이라 부르고 그것은 다섯 개의 장(臟)과 여섯 개의 부(腑)로 이루어져 있다고 생각한다.

'오장'이란 간·심·비·폐·신, 육부란 담·소장·위·대장·방광 그리고 '삼초'이다. 그리고 삼초를 제외하면 각각 대응하는 장과 부가 있는데 간과 담, 심과 소장, 비와 위, 폐와 대장, 신과 방광은 표리의 관계

| 오장육부(五職六腑) |
| 삼초(三焦) |
| 심(心) |
| 소장(小腸) |

이며 특히 밀접한 관련이 있다. 삼초와 관련되는 것은 심포(心包)가 고려된다.

예를 들어 심과 소장에 대해 살펴보기로 하자. '소장'이란 것은 해부학에서 말하는 소화물의 흡수를 주로 수행하고 있는 기관하고는 전연 관계가 없으므로 서양의학적으로는 오히려 비뇨기계의 작용에 가깝다고 말할 수 있을지도 모르겠다. "소장에 화(火)가 있다"라는 말을 자주 쓰는데 이 말이 의미하는 바는 주로 혈뇨(血尿)를 뜻하는 것이다.

그렇지만 모든 혈뇨가 소장화(小腸火)에 의해 생기는 것은 아니며, '폐열(肺熱)'에 의한 것이나 '신음허(腎陰虛)'(나중에 설명함)에 의한 것, '기혈 부족'에 의한 것 등 여러 가지가 있다.

그런데 소장에 화(火)가 있을 때는 흔히 소장과 표리의 관계에 있는 심(心)에도 화가 있는 일이 있다. 심화의 증상은 불면(不眠)·동계(動悸)·정충(怔忡) 등이므로 혈뇨에 이러한 증상을 수반하는 경우에는 심과 소장의 화가 병의 원인이라고 진단할 수 있다.

```
┌─────────┐
│  위(胃)  │
└─────────┘
┌─────────┐
│  비(脾)  │
└─────────┘
```

그리고 치료약 중에도 담죽엽(淡竹葉)·연자심(蓮子心)·등심초(燈心草)같
이 심화(心火)와 소장화(小腸火)의 양쪽을 억제할 수 있는 것이 있다.

이상의 설명으로 알 수 있듯이 앞으로 별도로 언급하지 않는 한, 이
책을 통한 모든 장부·기·진액 등의 명칭은 중의학상의 것이며 서양의
학의 개념하고는 전혀 관계가 없다는 것을 분명히 유념하기 바란다.

음식의 불섭생

나머지 병인의 하나인 '기타의 병인'으로 중요한 것은 음식의 불섭
생과 성생활의 문란이다.

차 마시는 습관이 필요 이상으로 지나치고 냉장고가 보급되었으며
거리에는 자동판매기가 넘치고 있는 지금은 특히 지나치게 찬 음식물
을 먹기 쉽다. 찬 것을 먹으면 그 순간에 '위'는 급격하게 냉해져 활동
을 멈춘다. 위의 부위는 거의 같은 것이지만 동양의학에서는 경락을 포
함한 더욱 넓은 기능적 개념을 말한다.

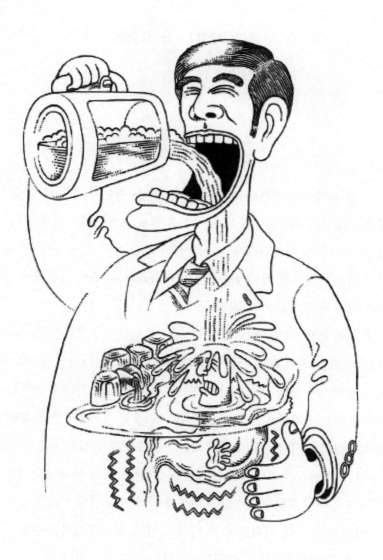

　가령 파티에서 맥주로 건배부터 시작하는 장면을 상상해 보자. 강렬하게 차가운 맥주를 단숨에 들이켜면 위도 급속하게 냉각되어 그 소화 흡수 작용이 저하되리라는 것은 쉽게 상상할 수 있다. 이러한 상태에서 먹고 마시기를 계속하면 활동이 저하되는 위 속에 음식물이 정체되어 위에 큰 부담을 주게 된다.

　이러한 일이 되풀이되면 당연히 위에는 무엇인가 장애가 생기기 마련이다. 또한, 위와 표리 관계에 있는 비에도 장애가 나타난다. '비'라는 것은 십이지장·소장 나아가서 소화에 관계되는 호르몬을 분비하는 장 등을 포함한 장기이며 또한 그 소화 흡수 작용의 결과로서 여러 병에 대한 저항력의 원천인 이른바 면역 기능 등을 포함한 폭넓은 개념이다.

　이 비의 기능은 지나치게 찬 식품을 섭취함으로써 서서히 손상을 받아 면역 기능이 저하되므로 암을 비롯한 여러 가지 병에 걸리기 쉽다.

　비의 작용 중의 하나로 수분 대사가 있다. 중의학에서는 수분 대사에 깊게 관여하는 장부로서 '폐' '비' '신'이 고려되고 있다.

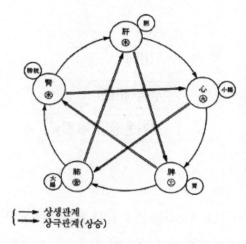

{ ━━▶ 상생관계
  ━━▶ 상극관계(상승)

'상생'과 '상극'의 사고 ┃ 가령 목극토(木克土)란 목(木) 즉, 간의 기가 울결하는 것에 의해 토(土), 즉 비의 작용이 억압된 상태를 의미한다. 구체적으로는 정신적 스트레스가 겹치면 위가 통증을 느끼는 것 등이다.

비의 기능이 저하하면 수분 대사 작용이 저하함으로 서서히 신체 내에 병의 원인이 될 수분이 고이게 된다. 이러한 병적인 수분을 가리켜 '담음' 또는 '습사'라고 한다. '사'라는 것은 병의 방아쇠가 되는 원인을 말한다.

이 담음이나 습사라고 불리는 것은 소화기관에만 머무르지 않고 신체의 어디에나 존재할 수 있다고 생각된다. 40대에서 50대에 걸쳐 어깨가 저리고 팔을 올릴 수 없는 40대의 견비통(肩臂痛)이라 부르는 병은 어깨의 습사가 원인인 경우가 많고 또한 어떤 종류의 천식이나 감기에

간(肝)

상극(相剋)

간기울결(肝氣鬱結)

걸린 다음에 기침이 계속되는 경우 같은 것은 폐에 담음이 존재하고 있는 것이 원인인 경우가 많다. 이처럼 담음·습사가 원인인 병은 대단히 많으며 이 책에서 다루고 있는 증상 중에도 이것이 원인인 것이 많다.

이 중요한 작용을 하는 비의 기능을 저하시키는 원인은 그 외에도 있다. 그 하나가 과음이다. 찬 것은 당연한 일이지만 따뜻한 것이라도, 가령 녹차나 우롱차(鳥龍茶)는 그 찻잎이 갖는 성미가 서늘하므로 결국은 신체를 차게 하는 결과가 된다. 예로부터 "감은 신체를 냉하게 하니 너무 많이 먹지 말라"느니 "가을 가지는 새색시에게 먹이지 말라"[가지는 그 성질이 차므로 신체를 냉(冷)하게 한다. 신체가 냉하면 임신하기 어렵고 월경에도 장애가 생긴다는 뜻]라는 여러 가지 식품에 관한 속담이 있었지만 지금은 거의 사어(死語)가 되어 버린 것은 안타까운 일이다.

비위의 작용이 떨어져 있는데도 불구하고 폭음을 하면 뇨 등으로 배설할 수 없을 정도까지 되어 담음·습사가 발생한다.

그러나 여기에서 문제가 되는 것은 대부분의 사람은 자신의 육체가 감당할 수 있는 능력 이상으로 수분과 차나 커피 등을 마시고 있다는 사실을 모르고 있다는 것이다. 외래에 오는 환자에게 담음·습사가 인정될 때 "과음하고 있지는 않습니까?" 하고 물을 때 먼저 "예"라고 대답하는 사람은 없다. 그러므로 구체적으로 하루에 몇 잔이나 마실 것을 드는가를 묻고, 그것을 세어 보고 나서야 비로소 과음을 알게 되는 사람이 많다.

특히 노인은 녹차를 마시는 습관이 거의 무의식으로 되어 있는 일이 많고 또한 비와 함께 수분 대사에 관여하는 신의 작용도 저하된 일이 많이 있으므로 한층 더 담음·습사가 생기기 쉽다.

비의 작용을 저하하는 또 한 가지의 원인으로 스트레스가 있다. 안절부절못하거나 화만 나도 '간'을 손상시킨다고 생각한다. 오장은 서로 영향을 미치고 간의 작용이 필요 이상으로 강해지면 그 영향이 비에 미쳐, 비의 작용을 저하시키는 것이다. 간은 비를 극(剋)한다고 하여 '상극'의 관계라고 한다(앞 페이지 그림). 스트레스가 겹쳐지므로 간의 작용이 부드럽지 못해져 ('간기울결'이라 부르는 상태) 비를 해치게 된다.

간의 작용은 물론, 비의 기능도 정상으로 유지하기 위해서는 어떻게 그 스트레스를 발산시키는가가 큰 문제이다.

성생활(性生活)

성생활의 불섭생

기타의 병인으로 또 하나는 성생활이다. 절제가 없는 성생활은 '신'을 해친다. 『황제내경』에 연령에 의한 신의 작용 추이가 설명되어 있다. 거기에는 여성의 경우는 7의 배수, 남성은 8의 배수로 신체가 변한다는 것, 생식기능에 변화가 보인다는 것이 적혀 있다. 가령 여성은 2.7(14세)에서 월경이 시작되고 7.7(49세)에서 폐경하는 것, 남성은 2.8(16세)에서 생식 능력이 생겨 8.8(64세)에서 끝난다고 기록되어 있다.

원문을 인용하여 보겠다.

"장부(남자)는 2.8(16세)에서 신기가 왕성하여 천계(天癸)에 이르고 정기(精氣)가 넘쳐 음양이 온화(穩和)하여 아이를 가질 수 있다.", "여자는 2.7(14세)에서 천계에 이르고 임맥(任脈)이 통해 충맥(衝脈)이 왕성해져 월경이 시작하고 아이를 만들 수 있다."

이처럼 '신'과 성기능과는 밀접한 관계가 있는 것으로 여겨지고 있다. 따라서 신의 작용을 왕성하게 하고 기능을 유지하기 위해서는 성생

신(腎)	신양=명문지화(腎陽=命門之火)
음양론(陰陽論)	신음=신수(腎陰=腎水)
오행학설(五行學說)	신정(腎精)

활을 절제하는 것이 중요하다.

신은 선천지본(先天之本)이라고 불리듯이 인체의 기본적인 생명력을 나타내고 있다. 신을 손상하는 것은 결국 수명을 단축하는 것과 연관된다. 신에 대해서 이미 약간 언급했지만 여기에서 좀 더 상세하게 설명하겠다.

중국의학의 기본적인 이론은 '음양론'과 '오행학설'이다. 여기서 문제 삼고 싶은 것은 음양론이다. 고대 중국인은 낮과 밤, 해와 달, 남자와 여자 등, 자연계의 모든 것을 양과 음으로 구분했다. 양쪽은 서로 대립하는 것 같지만 한편으로는 서로 의존한다고 생각했다.

기혈에 대한 사고가 자연계의 바람이나 강의 흐름 등에서 발상된 것과 마찬가지로 신을 포함한 모든 장기에도 자연계의 형상과 같이 음과 양의 작용이 있다고 생각했다.

'신양'과 '신음'이라 부르는 것에 대해 설명하면 둘은 '신정'이라는 근본에서 크게 둘로 나누어진 줄기라고 생각해도 무방하다. 선천적으

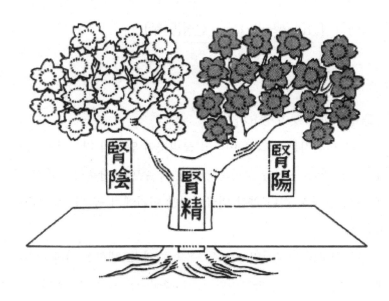

신정(腎精)이란 근간(根幹)에서 신음(腎陰)과 신양(腎陽)의 두 가지로 나누어진다. 바른 호흡과 절도 있는 식생활로 선천적인 생명력을 증강시켜 양측 가지(신음과 신양)에 많은 꽃(에너지를 의미한다)을 피운다.

꽃의 수는 남자 4 X 8=32세, 여자 4 X 7=28세에서 가장 많아진다고 하며 양생(養生)에 노력하면 꽃의 무성한 시기를 보다 길게 유지하는 일도 가능하다. 꽃의 수가 감소하면서 얼마나 예쁜 꽃을 피울 것인지, 또는 아름답게 지게 할 것인지는 심신의 양생에 달려 있다.

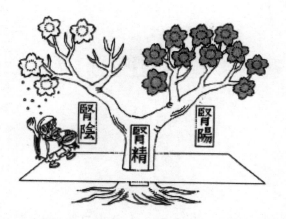

신음허(腎陰虛) | 신양에 비하면 신음의 가지에 피는 꽃은 적다. 근간인 신정이 감소하게 되면 지금 번창한 신양의 꽃도 줄어들고 함께 신정도 고갈되어 결국에는 꽃이 피지 않게 된다. 이 고갈을 지연시키기 위해 신음을 보충해 주는 생약을 비료처럼 투여하는 것이 필요하다.

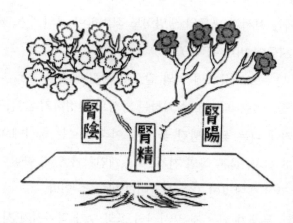

신양허(腎陽虛) | 신음의 가지에 핀 꽃은 한창 무성할 때와 비교하면 적다. 신양의 가지에 꽃도 적으나 눈에 띌 정도는 아니다. 이 시기에 신양을 보강하는 생약을 비료로 투여하면 신양이 감소하는 속도를 지연시키는 일이 가능하다.

신허(腎虛)

로 부모에서 물려받은 에너지만으로 자란 묘목(남아 8세, 여아 7세까지)이 올바른 음식이나 호흡에 의해 연령의 증가와 함께 서서히 그 신정의 줄기도 굵게 되고 어느덧 가지에 꽃도 피게 되는 것이다(남자 16세, 여자 14세). 꽃의 수는 매년 늘어나고 전성기를 맞이하는데(남자 32세, 여자 28세), 그 후에는 서서히 나무의 생명력도 쇠퇴하여 꽃의 수도 줄고 언젠가는 말라 시들어 버린다(죽음).

신정을 나무로 비유하면 이와 같으나 사람에 따라 둘로 나누어 줄기에 피는 꽃의 수가 다르고 쇠퇴하는 양상도 일정하지 않다. 신양이라 부르는 줄기에 피는 꽃을 빨간 꽃, 신음이라 부르는 줄기에 피는 꽃을 흰 꽃이라고 하자. 물론 꽃의 전체 수도 개인차가 있기 마련이다. 꽃의 수가 많은 쪽이 생명력이 강한 사람이라 말할 수 있다.

여기에서 문제가 되는 것은 서서히 꽃의 수가 적어지기 시작하는(이것을 '신허'라고 한다) 연령 이후에 일어나는 일이다.

빨간 꽃과 흰 꽃이 같이 적어지는 경우는 물론 젊을 때보다 전반

40

신양허(腎陽虛)

허(虛)

신음=신수(腎陰=腎水)

적인 체력은 쇠퇴하지만 균형이 잡혀 있으므로 크게 신체의 불편함은 호소하지 않는다. 그러나 어느 쪽인가 한쪽 꽃의 감소가 빨라, 흰 꽃과 빨간 꽃의 수에 차이가 뚜렷해질 때는 신체의 불편함을 호소하는 일이 많다.

빨간 꽃(신양)의 수가 줄어든 것이 흰 꽃(신음)에 비해 많을 때를 '신양허'라고 한다. '허'라는 것은 부족이라는 뜻이므로 신양허란 '신음'(신수라고도 함)의 부족에 비해, 신양(명문지화라고도 함)의 부족이 큰 상태이다.

신양과 신음은 양과 음이라고 바꾸어 말한다면, 화와 수의 관계가 된다. 신양허의 경우는 화가 줄어드는 것이 수가 줄어드는 것에 비해 크다는 것이다. 인간의 신체는 이 화와 수의 조화가 이루어져 있을 때가 냉감도 열감도 느끼지 않은 최상의 상태라고 말할 수 있다. 그러면 신양허일 때는 화가 부족하기(상대적으로 수가 많기) 때문에 냉이 주 증상이 된다.

신음허(腎陰虛)

허화(虛火)

실화(實火)

일반적으로 신양허의 사람에게 볼 수 있는 증상으로는 손발이 차고, 배가 냉해지므로 무른 변·설사, 조루, 야간 빈뇨, 투명에 가까운 뇨 등이 있다.

이것과는 반대로 흰 꽃(신음)이 감소하는 것이 뚜렷할 때를 '신음허'라고 하는데 신음의 감소가 신양의 부족보다도 현저할 경우를 말한다.

실제로는 신양이 증가하는 것은 아니지만 신수가 감소하는 경우가 많기 때문에 상대적으로 신양이 증가된 것 같고 얼핏 보아 화가 많은 것 같은 상태가 된다. 이처럼 신수가 감소했기 때문에 상대적으로 증가해 보이는 화를 '허화'라고 한다. 신음과 신양의 감소 차이가 크면 클수록 이 허화는 강해진다.

자연계의 불이 연달아 위를 향해 타오르는 성질처럼 이 허화도 위로 타오르는 일이 많다. 그 때문에 인체의 상부에 있는 머리·얼굴 등에 열을 받은 증세가 강하게 나타난다.

앞에서 심화와 소장화에 대해서 설명했는데 이러한 종류의 화는

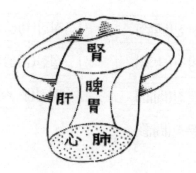

허의 어디를 볼 것인가

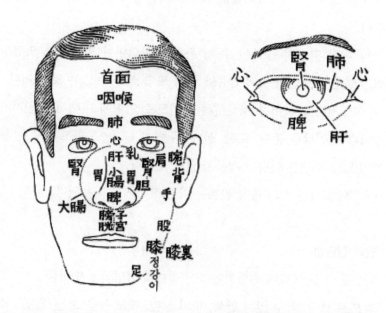

그림의 경우 주름, 기미, 발적, 검은 점 등의 변화가 생겼을 때, 진단의 대상이 된다. 가령 코끝이 빨개져 있는 사람은 비에 열이 있다고 여겨진다. 코밑의 자궁에 해당하는 위치에 가로 주름이 있는 사람은 부인과 질환에 주의할 필요가 있다!

사진(四診)	절진(切診)
망진(望診)	설진(舌診)
문진(聞診)	맥진(脈診)
문진(問診)	

상대적인 것이 아니므로 '실화'에 속하며 여기서 말하는 허화와는 다르다.

신음허의 일반적 증상은 수족, 특히 손바닥이나 발바닥이 뜨겁고 어쩐지 불안한 느낌이 있어 밤중에 눈을 뜨면 잠들 수 없는 것 등이다.

허화일지라도 불이란 것은 활동적이므로 연령에 비해서는 원기가 왕성하다는 인상을 준다. 또한, 볼 뼈 주변이 불그스름하고 오줌은 황색기가 있고 대변은 단단한 경우가 많은 듯하다.

여기서 설명한 신의 음양 관계는 다른 장기에도 적용된다.

병의 진단법

다음은 병을 어떻게 진단하는가에 대해서 설명하고자 한다.

겉으로 보아 알 수 있는 안색, 혀의 상태, 태도 등을 보는 '망진', 소리의 상태나 체취를 맡는 '문진(聞診)', 식욕·수면·대소변·각종 통증 등 여러 가지에 대해 질문하는 '문진(問診)', 신체를 만지므로 정보를 얻는

'절진'의 네 종류로 나누는데 이것을 '사진'이라 한다.

사진 가운데에서도 특히 망진에 속하는 '설진'과 절진에 속하는 '맥진'이 중요하다. 혀나 맥을 몇 개의 부위로 나누어 각각의 부위에 내장(오장육부)을 해당시켜 그 혀나 맥의 상태에서 내장의 상태를 판정한다.

각각의 진단법에 의해 얻어지는 정보를 종합적으로 판단하여 그 사람(환자)의 신체 상태를 진단하는 것이 중요하며 가령 매우 특징적인 소견이 인정된다고 해도, 그 소견에만 집착하여 진단해서는 안 되며 어디까지나 종합적으로 사진 모두에 근거하여 진단할 필요가 있다. 절대로 어떤 소견이 있었다 해서 이 진단을 단정하는 것 같은 독단적인 일을 해서는 안 된다.

서양의학처럼 혈액·엑스레이(X-ray) 등의 진단 방법을 할 수 없으니 더욱 주의 깊게 상대를 관찰할 필요가 있다.

인체의 조화가 중요

인체를 소우주로 보고 장기·혈액·뼈·신경·근육 등 개개의 기관을 따로따로 떨어진 존재로서 파악하지 말고 전체로서 조화가 잡힌 존재로서 간주해야만 한다.

따라서 병이란 이 전체의 조화·균형이 흐트러진 상태이며 그 결과 여러 가지 증상이 나타나는 것이다. 치료하는 경우에는 개개인의 증상에 구애되어 대처하려고 할 것이 아니라, 이 균형이 깨진 것을 원상으로 돌리면 병은 자연히 치료된다고 생각해야 한다.

신체의 어딘가의 균형이 깨져서 여러 가지 병을 일으키게 되면 그 결과 한 사람이 여러 가지 병을 갖고 있는 경우도 있고 또한 같은 균형의 난조로도, 사람에 따라 발현하는 병의 종류가 다른(약한 부위에 병이 발현하는) 예도 있다. 그 결과 서양의학적으로 전혀 다른 병에 대해서 중국의학에서는 같은 치료법을 취하는 일도 일어난다.

구체적인 치료상의 기본이 되는 처방은 같지만 기본 처방에 덧붙여 개개인의 체질, 증상에 따라 그것에 대응할 다른 약이 하나의 처방이 되고 전체를 달여서 약으로 먹게 된다.

병 아닌 병

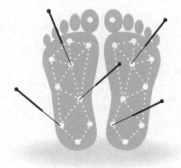

1. 냉증과 열증

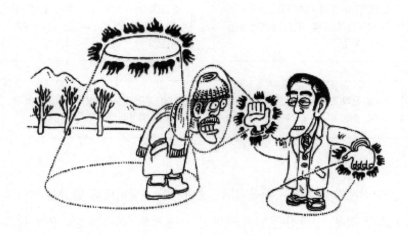

　서양의학에서의 체온계로 측정할 수 있는 열이라는 개념은 있어도, 냉하다든가 얼굴이나 수족이 화끈거린다는 것을 병으로 간주하지는 않는다.

　물론 레이노병, 버거병 같은 특수한 냉증에 대해서는 그것을 병적인 상태로 간주하는 일은 있다. 가장 심하게 냉감과 열감의 이상을 많이 호소하는 갱년기 연령이거나 호르몬 이상에 의한 증후로 생각되어 심하게 호소하는 사람에게는 호르몬제를 투여하기는 하나 그 인과관계를 파악하는 데는 그다지 노력하는 것 같지 않다.

　이것과는 반대로 중국의학에서는 냉증과 열증을 중요한 증후로 여겨 문진(問診)에서도 상세하게 구체적으로 증상을 듣는 것이 필요하다.

신양(腎陽) 명문지화라고도 한다. 신을 이루는 성분의 하나. 상세한 것은 37~42쪽 참조.

신음(腎陰) 신수라고도 한다. 신을 이루는 성분의 하나. 상세한 것은 37~42쪽 참조.

기·혈·진액(氣·血·津液) 각각 인체를 이루는 성분이다. 12~21쪽 참조.

진액 인체의 구성 성분의 하나. 혈과 함께 음액이라 부른다.

신체 전체가 냉하거나 더울 경우, 손바닥이나 발바닥의 열감을 심하게 호소할 경우, 상반신은 덥고 하반신은 찬 경우, 허리를 중심으로 둥그렇게 냉한 경우, 특수한 예로서는 오른쪽 혹은 왼쪽 반신에 냉감이나 열증을 호소하는 경우도 있다.

하나하나에 대해 검토해 보기로 하자.

(1) 몸 전체에 열감이 있는 경우와 손바닥이나 발바닥의 열감을 심하게 호소하는 경우

발열하는 경우를 제외하고 이 두 경우는 병태의 정도 차이라고 생각된다.

역사적으로 여러 가지 형상을 만나 대처하는 가운데 음양론이 싹트고 그것이 인체에도 적용되어 장기에도 음과 양을 생각하게 되었는데 그 예로서 '신양'·'신음'에 대해 언급한 바 있다.

음액(陰液) 인체를 이루고 있는 성분 속의 '혈'과 '진액'을 합친 개념. 대립하는 말은 양기이다. 흔히 장부와 결부시켜 상용한다. 신음허 등.

신음허(腎陰虛) 신의 음액이 부족한 상태.

명문지화(命門之火) 신양을 말함. 이 화가 부족한 상태가 신양허이며 냉증의 증상 등을 나타낸다.

허화(虛火) 음액의 부족으로 상대적으로 양의 기운이 증가한 것같이 보이는 상태.

음과 양은 그 근간을 같이하는 두 가닥의 가지 같은 것이라고 설명했다. 인체를 구성하는 것으로서 '기·혈·진액'이 있다. 기·혈에 비하면 진액에 대한 사고는 비교적 새로운 것이다. 기·혈과 같이 '진액'도 구체적으로 무엇을 가리키는가 하는 물음은 별로 의미가 없고 기·혈과 같이 흐르는 것이고 그 흐름이 정체하면 여러 가지 장애가 생긴다는 인식이 보다 중요하다. 땀·타액·눈물·림프액·관절액·뇌척수액 등을 합쳐, 혈액 중의 콜레스테롤 등까지도 진액의 개념에 포함하는 것 같다.

기·혈·진액은 서로 기능적으로도 돕고 있는 것으로 생각된다. 이를테면 혈의 운행에는 기의 힘이 필요하며 진액이 정체하지 않기 위해서는 기가 원활하게 흐를 필요가 있다는 것이다.

그리고 기는 양에 속하며 혈과 진액은 음에 속하는 것으로 간주되고 있다. 따라서 혈과 진액을 병합한 것으로서 '음액'이란 말이 있다. 여기서 문제시하는 열감이든가 갈증 등의 증상은 실제 음액의 부족에 의한 경우가 많다. 그중에도 손바닥과 발바닥이 뜨거운 증상인 경우는 '신'의 음액 부족('신음허'라 함)에 의한 것이 많다.

신음이 부족할 경우에는 상대적으로 신양('명문지화')의 세력이 강하며 그것을 '허화'라고 한다는 것은 이미 프롤로그에서 언급했다. 허화에 의한 증상, 즉, 열감을 호소하게 된다.

반대로 신양허 다시 말해 명문지화의 고갈상태에서 시작할 때는 신수(腎水)의, 즉, 냉수의 증상 같은 냉감을 호소하게 된다.

신음허의 경우는 육미지황환(六味地黃丸)·일관전(一貫前)·이지환(二至丸)·좌귀환(左歸丸)·좌귀음(左歸飮) 등의 신음을 보충하는 처방을 중심으로 하여 증상에 따라 약재를 가감하여 사용한다.

그러나 이러한 열증은 신음허 이외에도 나타난다.

기에는 경락 속을 흐르는 '영기'가 있다고 프롤로그에서 설명했으나 실은 또 하나의 중요한 기가 있다. '위기'라는, 주간에는 주로 체표를 돌고 밤이 되면 내장을 돈다고 하는 기인데, 이 기의 흐름이 어떤 원인에 의해 저해되었을 때 열증이 반대로 냉증 같은 증상을 나타내는 경우가 있다.

이때는 위기의 순환을 저해하고 있는 원인에 따라 치료할 필요가 있다. 일본인의 경우는 그 원인으로 담음이나 습사가 많은데 상세한 것은 나중에 설명하겠다.

(2) 상반신은 뜨겁고 하반신은 찬 경우

여기에도 위기가 관여하는 경우와 신이 관여하는 경우가 있다.

병의 원인을 의미하는 '사(邪)'는 체내에 장기간 존재하면 열을 동반한다는 사고가 있다. 위기가 관계되는 경우는 '습사'가 오랫동안 머물러 열을 동반하여 습열이 되는 경우이다.

자연계에 있어서 불이나 열은 타오르는 것이므로 인체에서의 화(火)의 경우도 인체 상부에 있게 되고 상반신, 특히 안면부에 열증 증상이 강하게 나타난다. 습사에 의해 몸 전체의 균형 잡힌 위기의 흐름이 저해되며 그 결과 상부에 열증이 생기고 하반부, 특히 발에는 냉증이 생긴다고 생각한다.

이 경우 치료는 위기의 알맞은 흐름을 저해하고 있는 습사를 제거하는 것이 주가 된다. 그러기 위해서는 습사를 소변으로 배설하도록 우선 이뇨 작용이 있는 약을 사용한다. 냉증이 있다고 하여 절대로 무리하게 신체를 따뜻하게 하는 약을 사용하여서는 안 된다.

습사뿐만 아니라 기·혈·진액의 흐름을 저해하는 듯한 병적인 사는 장기간 머무르거나 그 정도가 심할 경우에는 열로 변해 한층 치료가 어렵게 된다. 열의 양상을 띠었는가를 객관적으로 진단하는 방법 가운데 하나는 황색으로 변한 설태(舌苔)가 보이는 가에 따른다. 습사가 있을 때는 희고 끈끈한 불결해 보이는 태(苔)가 생기지만, 더욱 열을 동반할 경우에는 이 태의 색감은 황색을 띤 것으로 변한다.

또 하나의 병인인 신이 관여하는 경우는 두 가지로 대별할 수 있는데 첫째는 신음허가 기초가 되고 허화가 타오르고 있는 경우이다. 이 경우는 앞서 언급한 신음허에 대한 처방을 사용하지만, 그 허화의 정도가 심하면 다시 지모(知母)·황백(黃柏) 등의 생약을 첨가하여 그 허화를 억제하는 힘을 강하게 한다.

두 번째는 '신양허'가 기초가 되는 경우이다.

신(腎) 오장의 하나. '선천의 본'이라 부르며 기본적인 생명력을 의미한다. 상세한 것은 24~28쪽 참조.

한사(寒邪) 병인의 일종. 일반적으로는 지속적인 추위의 침습에 의하나, 과냉 식품의 섭취 과다나 인체의 양기 부족으로 인해 서서히 체내에 축적되는 경우도 있다.

신양허는 신양(명문지화)이 신음(신수)에 비해 상대적으로 크게 감소되어 있는 상태이므로 냉증을 기본으로 하는 증상이 미리 나타난다.

신양허의 정도가 심해 도리어 생명에 위험이 있을 듯한 상태일 때, 신체의 심(心)은 냉해져 있는데 체표는 열을 띠고 있어 더워서 이불을 걷어차는 등의 증상이 나타난다. 신양허의 정도가 생명에 위험이 있을 정도로 심하지 않으면 얼굴만 화끈 달아올라 붉은 기를 띠는 것 같은 일이 있다.

이 경우 타오르는 화를 용뢰지화(龍雷之火)라고 부른다. 용은 고전에 의하면 자신은 화의 성질을 갖는 것이지만 적절한 열을 갖는 물속에서만 잠겨 있을 수 없다고 한다. 가령 물이 지나치게 차거나, 물이 없어지는 경우는 물속에서 있을 수 없어 하늘 높이 오른다고 여기고 있다. 이 용에 대한 이미지에서 신양허에서 허양이 상승하는 상태에 대해 이런 이름이 명명되었을 것이다.

본래 음양의 조화가 이루어져 적절한 온기(溫氣)가 있어야 할 신이 존재할 장소가, 신양허라는 명문지화가 거의 고갈되었을 경우 지나치게 냉해져서 자신이 화의 성상을 띤 용이 과도하게 냉해진 물속에서는 존재할 수 없어, 하늘로 오른다는 이미지대로 '신'의 장소인 허리를 중심으로 하여 하반신은 더욱더 냉해져 겨우 얼굴만이 열기를 띤다고 생각하는 것이다. 이 상태를 허양상부(虛陽上浮)라고 한다.

신양허에 사용되는 처방은 팔미지황환(八味地黃丸)·우귀음(右歸飮)·우귀환(右歸丸) 등인데 허양상부에 대해서는 이선탕(二仙湯)이라는 처방을 조절하는 것이 가장 좋다.

앞에서도 언급했듯이 신양허의 정도가 심하여 신체의 심(心)은 냉하고 체표는 열을 띠고 있는 듯한 증상의 발현이 다급하여 일종의 쇼크 상태에서 긴급하게 회복시킬 필요가 있는 경우의 특수한 처방으로는 백통탕(白通湯)이 있다. 처방 내용은 대파의 흰 부분에 건강(乾薑)과 부자(附子)라는 신체의 심의 냉을 제거하는 열약(熱藥)을 조합한 것이다. 이 허양을 고치기 위해서 돼지의 담즙을 백통탕에 첨가하여 사용하는 일이 많다.

쇼크를 일으킬 정도로 심한 상태일 때는 신체의 심의 냉기가 심해, 급격히 열약을 복용시켜도 잘 흡수하지 못하고 유효하게 작용할 수 없다고 한다.

그러므로 이러한 '한사'를 완화시키기 위해서도 돼지의 담즙과 같은 오히려 냉증을 북돋아 주는 것 같은 생약재를 소량 첨가한다. 같은 생각에서 신체를 따뜻하게 하기 위한 열약은 원래 데워서 마시는 것이지만 오히려 그것을 차게 하여 마시는 방법을 취하는 일도 있다.

이러한 방법은 얼핏 보아 반대 작용이 있는 것을 적절하게 사용한다는 의미에서 '반좌(反佐)'라고 한다.

(3) 허리 둘레가 냉한 경우

"신은 허리에 있다"라는 말이 있는 것으로도 흔히 허리의 냉증은 신양허의 증상인 것이 많은 듯하다. 이때 사용되는 처방은 전 항에서 언급했다.

중국의학사상 가장 뛰어난 고전의 하나인 『금궤요략(金匱要略)』 중에 "마치 차디찬 물속에 허리를 담그고 있는 것처럼 허리가 냉하다"란 증상의 기록이 있는데, 이런 상태에 대해 사용되는 처방으로서 영강출감탕(苓姜朮甘湯)을 지적하고 있다. 습사를 소변으로 배출하는 작용이 있는 복령(茯苓)과 백출(白朮)에 체내를 보온하는 작용이 있는 건강(乾姜)을 배합한 처방인데 냉증과 습사가 결합한 상태에 대한 처방이라 할 수 있다.

(4) 좌우 어느 쪽인가의 반신이 냉한 경우

흔하게 볼 수 있는 증상은 아니지만 좌우 어느 쪽인가의 반신이 냉

하고 땀이 나는 것도 한쪽만이거나 바람을 쐬면 더욱 심하게 냉증을 느
낀다고 호소하는 사람이 있는데 일반적으로 권태감을 수반하는 일이
많고 맥도 무력하다.

앞에서 언급한 우귀음 등 같은 양기를 북돋우는 처방에 기·혈의 흐
름을 촉진하기 위해서 당귀(當歸)·세신(細辛) 등의 약재를 첨가하여 치료
하는 것도 좋다.

2. 땀 흘리기, 도한(盜汗)

땀은 진액의 일종이며 중의학에서는 혈과 진액은 함께 '음액'에 속한다. 따라서 지나치게 땀을 흘리는 것은 실혈(失血)과 같고, 음액을 손실하는 것이므로 위험한 일이라고 여기고 있다.

감기에 걸렸을 때 흔히 땀을 내어 그 병인인 풍사를 제거하는 치료법이 이용되나 그 경우에도 절대 다량으로 땀을 흘리게 해서는 안 되므로 각별히 주의를 요한다.

사우나에서 땀을 많이 빼고 나서 수분을 보충하기 위해 찬 음료수를 마시고 균형이 잡혔다고 생각하는 것은 극단적으로 말하자면 대량 출혈을 한 후 물을 공급해 주는 것으로 해결되었다고 생각하는 것과 기본적으로 별로 다르지 않은 것이다.

폐(肺) 오장의 하나. 부위로서는 폐를 의미하는 것만이 아니라 코에서 폐에 이르는 모든 기도와 피부의 기능을 포함한다.

비(脾) 오장의 하나. 소화 흡수 나아가서 2차적으로 얻게 되는 면역 등에 관한 기능도 포함한다. 또한, 수액 대사에도 관여하므로 비의 기능 저하로 습사 담음이 체류한다.

땀을 많이 흘린다는 것은 앞에서 말한 위기의 힘이 약하기 때문인데 위기는 피부에서 '외사'가 침입하는 것을 막는 작용도 하고 있으므로 위기의 힘이 약해 땀을 잘 흘리는 사람은 감기도 잘 걸리게 된다.

위기를 강하게 하는 방법은 위기의 원천인 '폐'와 '비'의 작용을 바르게 하는 것이다. 즉, 폭음·폭식을 삼가고 올바른 호흡을 되풀이하는 것이다.

올바른 호흡이란 우선 깊고 길게 숨을 뱉고 그 반작용으로서 한숨에 깊게 폐포의 구석구석까지 공기가 들어가도록 심호흡을 하는 것이다. 절대로 아침 체조를 하는 것처럼 숨을 쉬고 뱉는 것이 아니다. 그런 방법으로는 충분하게 폐포 가득히 공기를 채울 수 없다.

폐에는 무수한 폐포가 있고 그 표면에는 모세혈관이 펼쳐져 있으며, 폐포 속에 있는 공기 중의 산소를 적혈구의 헤모글로빈이 받아들여 온몸에 산소를 공급하고 있다. 따라서 충분히 폐포를 팽창시켜 다량의 산소를 흡수하는 것이 건강을 유지하는 데 있어 중요하다. 이 심호흡을 매일 짧은 시간이라도 하는 것이 얼마나 중요한가는 쉽게 상상할 수 있으리라 여겨진다.

그런데 땀을 멈추게 하는 처방으로 유명한 것은 옥병풍산(玉屛風散)이다. 오미자(五味子)·모려(牡蠣)·마황근(麻黃根)·부소맥(浮小麥) 등을 적절하게 조합하여 사용하면 더욱 효과적이다.

국소에 땀이 자주 난다고 호소하는 사람 중에는 특히 머리·얼굴과 손발에 많은 것 같다.

머리에 땀을 흘려도 두부(頭部)를 중심으로 하여 열감을 수반하는 경우에는 전 항에서 설명한 병인에 따라 치료를 하면 좋을 것이다.

코나 호흡기의 증상에 부수하여 머리에 땀을 흘리는 것은 폐에 열이 있기 때문에 생기는 증상이므로 쌍엽(桑葉)·쌍백피(桑白皮) 등, 폐의 열증을 맑게 한다는 약재를 적절하게 배합하여 치료한다.

체력이 쇠약해졌거나 노인의 머리에 땀이 날 때는 더 심각한 증상이 있기 마련이므로 그것에 적합한 처방으로 치료하면 땀은 자연히 소실할 것이다.

소아가 잠자고 있을 때 볼 수 있는 머리의 땀은 별로 특별한 증상이 없으면 병이 아니므로 걱정할 필요가 없다.

손바닥과 발바닥에 땀이 나고 동시에 열증이 있는 것은 앞서 설명한 '신음허'에 의한 경우가 많지만 때로는 습열 때문이기도 하다. 오히려 일반적으로는 두 가지를 겸하여 갖고 있는 사람이 많은 것 같은데, 이 경우에는 중증의 무좀이나 장척농포증(掌蹠膿胞症)이란 난치병이 되는 경우도 있다.

하여간에 '습열'을 제거하기 위해 차전자(車前子)·비해(草薢)·산귀래(山歸來)·인진호(茵蔯蒿)·황백(黃柏)·저령(猪苓)·택사(澤瀉)·육일산(六一散) 등의 생약을 적당하게 선정하고 신음허가 함께 있다면 신음을 보하는 처방을 합방할 필요가 있다.

또한, 음낭이 언제나 축축한 것도 같은 병증으로 생각된다.

열감을 동반하지 않는 것은 기 부족일 때가 많으므로 앞에서 소개한 옥벽풍산을 중심으로 처방을 하면 좋을 것이다.

긴장했을 때 손바닥에 나는 땀은 감정과 장부의 관계를 고려하면 대응책이 예측된다. '프롤로그'에서 언급했듯이 감정은 특정한 장부하고 밀접한 관련성이 있다고 생각된다. 가령 기쁨은 심과 슬픔은 폐와 노여

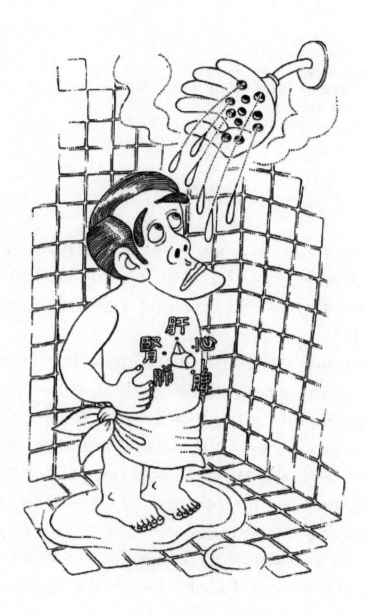

움은 간과 고뇌는 비와 무서움은 신과 놀라움은 심과 근심이나 걱정은 폐나 비와 관계가 깊은 것으로 생각된다. 몇 번이나 되풀이하지만 여기에서 설명하는 장부는 실제로 해부하여 볼 수 있는 장기하고는 관계가 없다.

긴장한다는 것은 그때그때 근본이 되는 감정이 다르겠지만 일반적으로는 간과 관련지어 설명되는 경우가 많은 듯하다. '간'이 자율신경 기능과 가장 관계가 깊기 때문인지도 모른다.

긴장했을 때 손에 땀이 난다는 것은 역으로 말하면 긴장하기 쉽다고도 할 수 있다. 이 증상인 경우, 두 가지로 구분되는데 기의 흐름이 언제나 막혀 만성적인 긴장 상태에 있는 경우와 기의 양이 부족하므로 적은 자극으로 지나치게 반응하는 때도 있다. 전자의 경우는 긴장을 풀 수 있는 사역산(四逆散)·가미소요산(加味逍遙山) 등의 약을 사용한다. 후자의 경우는 특히 '간'의 기를 보하는 작용이 강력한 황기건중탕(黃耆建中

湯) 등의 약을 기본으로 하여 땀을 멈추는 약제를 첨가하여 사용하면 좋을 것이다.

또한, 간의 긴장 상태가 지나치면 그 영향은 간뿐만 아니라 비에도 미쳐 비의 기를 손상한다고 한다(상극의 관계). 간의 기 부족이나 비의 기 부족이 있으면 피로하기 쉽고 권태감, 탈력감, 무기력, 무른 변, 설사 등 많은 증상을 호소한다.

일상으로 손이나 발에 땀을 흘리는 일이 많고 또한 이러한 증상이 있는 사람은 기 부족이 기본이라고 봐도 무방하다. 물론, 긴장할 때 한해서 땀을 흘리는 것은 반드시 병적인 것은 아니다.

도한(盜汗)이란 수면 중에 땀이 나고 눈을 뜨면 멈추는 경우를 말하며 권태감을 동반하는 일이 많다. 밤에 잠들면 '위기'는 체표에서 장부로 옮겨져 체표를 보호할 위기가 없으므로 누구든지 도한이 나거나 감기에 걸리기 쉽다.

> **허화(虛火)** 음액의 부족으로 상대적으로 양기가 많이 모이는 상태.

　또한 자연계에 있어서 낮은 양에 밤은 음에 속한다고 생각하고 있는데, 즉, 밤은 음이 지배하고 양이 적어지는 때라고 생각한다. 따라서 음허, 즉, '음액'이 부족한 사람은 본래 음이 지배하는 밤에는 신체의 여러 가지 활동이 떨어진다고 볼 수 있다. 필요 없이 땀이 나지 않도록 하는 작용도 그중의 하나라고 말할 수 있다.

　또한, 음허에 '허화'가 강할 경우에는 허화 때문에 더욱 도한이 나게 된다고 생각한다. 땀은 진액이고 음액에 속하므로 땀이 나면 당연히 더욱더 음허를 조장하여 악순환이 되풀이되기 때문에 권태감 등이 늘어난다.

　육미지황환 등의 자음약에 지모(知母)·황백·지골피(地骨皮) 등 허화를 맑게 하는 약재와 오미자 등의 지한 작용이 있는 약을 가미한다. 당귀육황탕(當歸六黃湯)도 유력한 처방이다.

3. 심마진(아토피성 피부염, 화분증)

심마진(蕁麻疹)은 중국에서는 '풍진괴(風疹塊)'라고 하는데 밖으로부터 사람에게 침입하는 병사(외인)의 하나인 '풍사'와 깊은 관계가 있다고 생각된다. 흔히 '감기는 만병의 근원'이라 하여 감기를 풍사라고도 한다.

감기도 풍사의 일종이지만 이 '풍(風)'이라고 부르는 사는 자연계의 바람과 같이 신속하게 움직이며 또한 다른 외인인 '한(寒)'이나 '열'이라고 부르는 사와 쉽게 결합한다고 생각된다. 이처럼 다른 사와 결합하여 장애가 더한층 심각해지는 경우가 많으므로 '만병의 근원'이라고 표현하게 되었다고 여겨진다.

심마진의 경우는 특히 열사와 결합하는 일이 흔한 것 같다. 그러나 찬 것을 만나면 심마진이 나타나는 한랭 심미진이나 한랭 알레르기라

습사(濕邪) 외인으로서 습을 지칭하는 경우와 음식의 불섭생 혹은 다습한 환경하의 생활에서 체내에 생긴 병인을 지칭하는 경우가 있다.

고 부르는 경우는 한사와 결합하는 타입이라 할 수 있다. 이러한 경우는 자연계의 추위에 견디기 어려운 체질이 기본적으로 원인이다. 즉, 본래의 체질에 냉증이 있다고 볼 수 있다. 따라서 몸속에 있는 냉증을 제거할 수 있는 치료를 하는 것이 우선이다.

그 밖에 심마진의 원인으로 고려되는 것에 기·혈·진액이라는 인체를 이루고 있다고 생각되는 성분 중 '혈'에 어떤 원인에 의한 '열'이 발생하는 경우가 있다. 혈의 열이란 점에서 우리는 '혈열'이라 부르며 아토피성 피부염의 경우 등에도 중요한 원인으로 생각된다. 이 혈열이 생기는 원인은 실로 다양한데, 혈의 부족에 의해서도 2차적으로 생기며, 또한 스트레스가 쌓여 '간'에서 열이 발생하여 이 간열이 혈에 영향을 끼쳐 혈열이 생기는 일도 있다. 또한, 앞에서 설명한 신음허로 허화가 타오르는 경우에도 쉽게 혈열이 발생된다. 이처럼 인체 내의 다른 부위에 열이 생기고 그것이 혈에 영향을 미쳐 혈열이 되는 일은 자주 볼 수 있다.

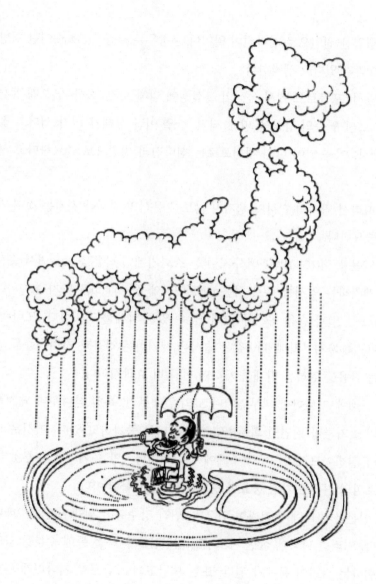

혈열을 원인으로 심마진이 일어나는 경우는 소풍산(消風散)이란 처방이 효과가 있다고 생각한다.

앞서 '프롤로그'에서 음식의 불섭생에 의해 생긴 '습사'가 오래 체류함으로써 열증의 양상을 띠게 되면 '습열'이란 상태가 되기 쉽다고 설명했다. 이 습열이 나의 경험으로는 심마진의 병인으로 중요하다고 생각한다.

따라서 잉여의 습사가 생기지 않도록 음식의 절제를 지키는 것이 가장 중요하다.

약은 복령(茯苓)·백출·택사·저령 등 소화기계의 작용을 도우면서 습사를 제거하는 약재를 주로 사용하고, 여기에 산귀래(山歸來)·차전초·비해(萆薢) 등 열과 습을 동시에 없애 줄 수 있는 약재를 가미한다. 또한 백선피(白鮮皮)·지부자(地膚子) 같은 습사를 제거하는 작용과 가려움증을 멈추는 작용을 겸하는 약재를 가하면 한층 더 효과적이다.

근래에 아토피성 피부염이나 코의 알레르기, 특히 삼나무나 돼지풀 등의 꽃가루가 원인인 화분병(花粉病)이 너무 증가하고 있다. 이것은 분명히 질병이므로 이 책의 주제에서는 벗어나지만 여기에서 다루겠다. 아토피의 경우도 가장 중요한 병인은 습사와 '혈열'이다.

일본은 바다에 둘러싸여 있으며, 연간 강수량이 세계 평균의 2배나 된다. 이러한 나라에 살면 차, 커피, 청량음료수 등을 통해 수분을 과잉 섭취하는 습관이 문제가 된다. 또한 냉장고의 보급으로 지나치게 냉한

혈열(血熱) 혈에 열 열사가 존재하는 병리 상태. 피부염·화끈해지는 증상을 나타낸다.

간(肝) 오장의 하나. 노여움, 스트레스 등과 밀접한 관계가 있으며 자율신경적인 개념을 포함한다.

비(脾) 오장의 하나. 소화 흡수 나아가서 2차적으로 획득한 면역 등에 관한 기능을 포함한다. 또한 수액 대사에도 관여하므로 비의 기능저하에 의해 습사담음이 고인다.

음식물을 과다하게 섭취하는 것은 위를 직접적으로 차게 하고 비위의 기능(소화 기능)을 저하시켜 병적인 수분을 정체시키며, 이는 결국 면역 기능의 저하로 이어진다는 것을 이미 '프롤로그'에서 다루었다.

아토피에 한하지 않고 알레르기 질환이 급증하고 있는 가장 큰 원인은 여기에 있다고 생각한다.

또한 내인으로서 분류한 여러 가지 감정의 문란과 장부의 관계에 대해서는 앞서 설명했으나 스트레스가 많은 현대 사회에서는 스트레스와 관계가 깊은 '간'의 작용에 이상이 생기는 일이 많다. 간의 기능이 실조되었을 때 그 영향이 또 비에도 미치는(상극관계) 데 대해서도 앞에서 설명했다(65쪽 참조).

음식의 불섭생으로 손상당한 '비'가 스트레스에 의해서도 영향을 받고 있다는 것은 중요한 일이다. 되풀이하지만 비의 기능이 저하하면 수분 대사에 이상이 생겨 '담음', 습사라고 부르는 병적인 수분을 체류시켜 다시 면역 기능을 저하시키게 된다.

따라서 아토피를 포함한 알레르기 질환의 경우는 우선 음식 절제를 지키는 것이 절대 필요하다. 이것을 철저하게 시행하지 않으면 아무리 좋은 약을 사용해도 치료되지 않는다고 해도 지나친 표현은 아니다. 바꾸어 말하면 음식의 절제만으로도 어느 정도 치료될 수 있다고 말할 수 있다.

다음으로 지적해야만 할 것은 스테로이드(부신피질)의 연고는 쓰지 말아야 한다는 것이다. 이것을 사용하면 확실히 일시적으로는 좋아진 것처럼 생각되지만 사용하면 할수록 완치는 어렵게 된다. 피부가 엷어지고 붉게 윤기가 나는 상태로 병원을 찾는 사람은 모두 스테로이드를 장기간 다량으로 사용한 사람들이다.

덧붙여 말하면 음식의 절제를 지키면 중증인 경우라도 2~3개월이면 상당히 호전된다.

어혈(瘀血) 혈의 병적인 상태. 혈액 자체의 이상이나 혈관의 취약성 등을 나타낸다.

다음은 약에 의한 치료법인데 소아 등 발병하여 얼마 되지 않고 비교적 결증인 경우는 '풍열'을 치료하는 소풍산 등이 효과적이다. 그러나 10대 후반부터 20대의 사람 중 많은 온몸이 홍피 상태가 될 정도로 중증인 경우에는 앞에서 언급한 혈열의 요인을 고려하여 생각할 필요가 있으며 적절한 약이 아닌 엑기스제로서는 완치가 무리이며 아무래도 달인 약을 사용할 필요가 있다.

치료는 근본이 되는 체질이 혈 부족에 의한 혈열인지, 음허에 의한 내열인지, 또는 혈의 혼탁을 의미하는 '어혈'을 포함하는지 등 병인에 관한 것, 또는 특히 심한 부위는 어딘지 등, 사진(44쪽 참조)에 의해 더욱 상세하게 진단하여 그것에 알맞은 한약을 조합할 필요가 있다. 당연한 일이지만 개개인에 따라 그 처방 내용이 달라지게 된다.

신음허(腎陰虛) 신의 음액 부족 상태.

음액(陰液) 인체를 구성하고 있는 성분 중의 '혈'과 '진액'을 합친 개념. 대립하는 용어는 양기. 흔히 장부와 결합하여 사용된다. 신음허 등.

신양(腎陽) 명문지화라고도 한다. 신을 이룩하는 성분의 하나. 상세한 것은 37~42쪽 참조.

4. 마르고, 살찌지 않는다

여기에서 다루는 것은 암이나 당뇨병 같은 위중한 내과 질환 없이 식욕도 있고, 잘 먹기도 하는데 살이 찌지 않은 경우를 말한다.

흔히 '마른 대식가'라는 말이 있는데, 시도 때도 없이 입이나 목이 마르거나 식욕이 항진하는 것은 위에 열이 있는 경우라고 생각한다. 위에 열이 있는 경우는 위와 표리 관계에 있는 '비'에도 어떤 영향을 미치는 경우가 많다. 따라서 기능이 이상을 일으켜 결국 소화 흡수 작용이 실조하여 일부러 먹어도(오히려 지나치게 많이) 그것이 몸에 도움이 되지 않은 채로 통과해 버리는 상태가 되어 살이 찌지 않는다고 생각된다.

위의 열에도 실열과 허열이 있다. '신음허'를 설명했을 때, 신의 '음액'이 부족한 경우 실제로는 신양이 증가하지 않았는데도 상대적으로

습사(濕邪) 외인으로서의 습을 지칭하는 경우와 음식의 불섭생 혹은 다습한 환경에서의 생활로 체내에 발생한 병인을 지칭하는 경우가 있다.

'신양'이 많은 것처럼 보이므로 이것을 허화라고 한다고 설명했다. 허열이란 이 허화하고 같은 것이지만 습관적으로 장부의 차이나 상황에 따라 구분한다. 따라서 여기에서 말하는 허열이란 위의 음액 부족이 양기의 부족보다 상대적으로 크기 때문에 허열이 있다고 생각한다.

실열의 경우는 본래 그 자신이 가진 성질이 따뜻하거나, 더운 식품이나 약을 많이 섭취하기 때문에 직접 처음에는 그러한 것들이 머무르는 부위인 위에 열이 발생하는 것이다. 술, 각종의 향신료, 부자(附子)·건강(乾姜)·육계(肉桂) 등의 생약재를 다량으로 혹은 반복해서 섭취한 것이 원인이 되는 경우가 많은 것 같다.

실열이 인정되면 건조한 기미의 황색 설태가 끼며 입이나 목이 마르는 정도가 심하고 물을 마셔도 좀처럼 해갈되지 않으므로 당연히 많은 물을 마시게 된다. 위에 열이 있는 상태가 계속되면 위와 표리 관계에 있는 '비'에도 영향이 미쳐, 기능의 저하를 초래하게 되는데 그렇게

습열(濕熱) 습사와 열사가 혼합하여 존재하는 상태. 흔히 습사가 장기간 체내에 체류한 결과, 열의 요소를 띠고 생긴다. 많은 질병의 원인이 된다.

음액(陰液) 인체를 구성하고 있는 성분 내의 '혈'과 '진액'을 합친 개념. 대립되는 용어는 양기. 흔히 장부와 연결시켜 사용한다. 신음허 등.

되면 수분의 대사기능이 떨어지므로 소변 등으로 미처 배설하지 못한 수분이 증가하여 서서히 습사가 발생한다. 결국 본래 있었던 열사와 이 습사가 결합하여 습열사의 상태가 된다. 이때의 설태는 황이(黃膩)라고 부르는 노란색의 끈적하고도 지저분한 태가 된다. 위(胃)에 실열이 생기는 큰 요인인 술에 대해 말한다면 만일 맥주나 위스키에 얼음을 넣어서 냉한 상태로 마시면 앞에서 말한 '습열'에 더욱 한사(寒邪)가 겹쳐, 더욱 더 복잡한 상태로 되어 치료는 한층 더 힘들어진다.

실열에 대해서는 황연해독탕가감방(黃連解毒湯加減方)이 사용되나, 변비가 수반되면 열을 변으로 내보내는 작용이 있는 대황(大黃)이 들어 있는 삼황사심탕가감방(三黃瀉心湯加減方)이 좋을 것이다. 습열이 양쪽 다 있는 경우는 황련온담탕가감방(黃連溫膽湯加減方)이 좋다.

입이나 목이 마르는 등 열증을 연상시키는 증상의 정도가 별로 심하지 않더라도 만성으로 계속되는 경우는 오히려 실열이 아니고 허열일 때가 많다. 이런 경우에는 밑바닥에 허열이 생기기 위한 위의 음액 부족이나 비의 '음액' 부족인 상태가 있다.

허열에 대한 설진(舌診)의 특징은 혀의 주변에 태가 껴 있는데 비나 위의 상태를 나타내는 혀의 중앙부 주변에는 태가 엷게 끼어 있고 더욱 음액 부족이 심할 경우에는 혀 표면 전체가 번쩍번쩍 빛나는 것처럼 보인다. 당뇨병의 어떤 유형은 이 음액 부족 상태가 병태의 기본이 되는 경우가 있으므로 실제로 이러한 상태에 대한 치료는 범위가 넓다.

위의 음액 부족에 대해서는 맥문동탕(麥門冬湯)이라는 예부터 전해오는 처방이 사용된다. 이 처방의 중심인 맥문동이란 생약재는 폐의 음액 부족을 고칠 수도 있으므로 이 처방은 폐와 위의 음액 부족 양쪽에 대해 사용할 수 있는데 만성적인 헛기침 등에도 사용한다.

한편, 위와 표리 관계에 있는 비의 음액 부족이란 개념은 비교적 최근에 거론되기 시작한 표현이다. 따라서 아직 이 개념에 대해서는 인정하지 않는 중의사도 있다. 이 병태에 대해서는 산약(山藥)·백편두(白扁豆)·오매(烏梅)가 대표이며 그 이외에 고루근(姑樓根)·사삼(沙蔘)·석곡(石斛)·옥죽(玉竹)·맥문동 등이 있으므로 이런 것을 적절하게 가미하여 사용한다.

중국의학이라는 수천 년의 역사를 갖는 의학은 이미 확립되어 있는 것으로 생각할 수 있으나 실제로는 이 비의 음액 부족 개념처럼 아직 논쟁의 씨앗이 되는 문제들은 제법 많으므로 앞으로 더욱 정확하게 하고자 모두가 노력하고 있다.

5. 권태감(피로하기 쉽다)

전신에 권태감이 있고 움직이고 싶지 않은 것은 '기·혈·진액' 중 무엇인가의 부족에 의한 것이 많지만, '습사'로 인해서도 생길 수 있으므로 주의를 요한다.

특히 후자의 경우를 전자의 것으로 오진하여 기·혈·진액을 보하는 약을 많이 사용하면 병의 상태가 더욱 악화되어 복잡해진다.

움직이면 숨이 막히는 감을 느끼거나 식욕부진이나 무른 변·설사하기 쉬운 증상을 호소하는 것은 기의 부족이 주 원인인 경우가 많고 사군자탕(四君子湯)·육군자탕(六君子湯)·보중익기탕(補中益氣湯) 등의 보기약 계통의 처방들을 사용한다.

움직일 때 가슴이 두근거리며 땀이 잘 나고 머리에 윤택이 없어지는 것은 혈 부족이 주 원인이며 사물탕(四物湯) 등의 보혈약을 사용한다.

양쪽의 증상을 동시에 갖는 것은 '기혈양허(氣血兩虛)'라고 하며 팔진탕(八珍湯)·인삼양영탕(人蔘養營湯)·십전대보탕(十全大補湯) 등을 사용하면 좋다.

이것과는 반대로 습사에 의한 경우에는 다리가 심하게 나른한 것이 특징이다. 계단을 오를 때, 특히 느끼게 되는 일이 많으나 전신의 피로감을 느끼는 일도 있다.

최근 문제가 되는 만성피로증후군은 바이러스의 검색에 주의를 기울이고 있지만 그 하나의 병인으로서 습사를 고려하는 것이 바람직하다고 생각된다. 특히 장마철부터 여름에 걸쳐 일본같이 다습한 나라에서는 외인인 '서사'와 습사가 결합하여 서습이라는 다양한 질병을 발생시키기 쉬운 환경인데, 여름철에는 아무래도 찬 것을 많이 마시게 되고 도리어 격심한 피로를 느끼는 일이 많다. 말하자면 여름을 타는 것이

다. 여름철의 폭음이 가을 장마철에까지 권태감 등의 증상을 일으키기
도 한다.

경증이면 곽향(藿香)·패란(佩蘭) 같은 서습을 제거하는 약재를 차 대신
으로 마시면 좋고 중증일 때는 청서익기탕(淸署益氣 湯)을 가감하여 사용
한다.

6. 근육경련(종아리에 쥐가 난다)

올림픽 같은 큰 무대에서조차 쥐가 나는 선수가 있는데 그것이 단순한 불운으로만 여겨지기에는 상당히 문제가 있다고 생각된다.

종아리에 쥐가 나기 쉽다는 것은 분명히 자기 관리가 나쁘기 때문으로 앞에서도 언급했듯이 운동을 하고 땀을 흘린 후에 음료를 마시는 것은 필요하지만 단숨에 다량을 마시는 것은 그것이 찬 음료라면 주의해야 한다. 쥐가 나는 것 같은 증상이 쉽게 일어나기 때문이다. 즉, 땀은 '진액', '음액'은 혈로 연관되므로 땀의 손실 자체가 혈분의 부족 상태를 나타내는 것이 된다. 근육이 정상적으로 기능하기 위해서는 피에 의한 자양 작용이 충분할 필요가 있는데 발한 과다의 상태는 피의 자양 작용을 저하시킨다.

　따라서 땀과 같은 성분을 함유한다는 음료수를 충분히 섭취하는 것은 의미 있는 일이지만, 음료수가 아주 찬 경우는 이야기가 달라지는데 찬 것을 급하게 섭취하는 것이 얼마나 신체에 해로운가는 지금까지 여러 차례 언급했으므로 여기서는 되풀이하지 않겠다. 어쨌든 음식의 불섭생으로 인해서 더욱더 '습사'가 머무르게 된다. 그러므로 '기·혈·진액'의 정상적인 흐름이 원활하지 못하여 결국 피의 자양 작용이 충분하지 못해 더욱 쥐가 나기 쉽다.

　옛말에 "씹는 것처럼 마신다"라는 것이 중요하다. 즉, 천천히 조금씩 그리고 지나치게 차지 않은 것을 마신다. 아무리 땀을 많이 흘렸더라도 운동한 후에 모두가 냉장고로 달려가 동시에 1ℓ들이 스포츠 드링크를 단숨에 마시는 모습은 이상하다고밖에 말할 수 없다.

　이처럼 얼마 전까지도 비상식이었던 일이 어느새인가 상식화되어 누구도 이상하다고 지적하지 않는 것은 어떻게 된 까닭일까. 생활의 지혜

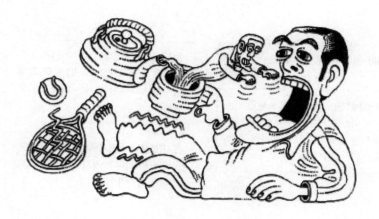

라고나 할까, 당연한 일로 부모로부터 가르쳐져야 할 일이 전해지지 않고 있는 것은 그야말로 문화의 쇠퇴라고밖에 할 말이 없는 것이 아닐까.

작약감초탕(芍藥甘草湯)이라는 근육의 경련을 억제하는 유명한 처방이 있다. 이 처방은 내장의 근육경련, 가령 위경련이든가 각종 결석에 의한 경련성 통증을 치료하는 데 잘 사용된다. 발이 저릴 때에는 작약감초탕에 모과(木瓜)·오매(烏梅)·잠사(蠶砂) 등의 근육 작용을 떨어뜨리고 있는 습사를 제거하고 피의 작용을 도와주는 약재나 당귀(當歸)·천궁(川芎) 같은 근육에 영양분을 공급하는 피를 보(補)하고, 혈맥을 통하게 하는 한약재를 가미하여 처방을 구성한다.

반복하지만 치료는 약이 아니고 일상생활의 절제가 보다 더 중요하다는 것을 명심해야 할 것이다.

사(邪) 병의 원인(병인)이 되는 것.

열(사)[熱(邪)] 병인의 하나. 원인에는 기후의 이상에 의한 경우와 음액의 부족에 의한 경우 맵고 더운 식품을 과잉으로 섭취한 경우 등이 있다.

풍사(風邪) 병인의 하나. 자연계에 존재하는 외풍과 간화(肝火) 등에 의해 야기된 체내에서 생기는 내풍으로 구별된다.

조사(燥邪) 외인의 하나. 과도한 건조 상태에 의해 여러 가지 이상이 야기되는 경우 병인이 된다.

7. 대머리와 백발

'발(髮)은 혈(血)의 여(余)'라고 한다. 따라서 대머리가 되거나 백발이 되는 것은 혈분의 부족에 의한 때가 많고 양자의 병태는 기본적으로는 같다. 원형 탈모증은 본래 혈이 부족한 사람에게 다양한 열의 요소를 갖는 '사'가 겹쳤을 때 일어나는 것으로 생각한다. 열을 발생시키는 원인으로는 외인·내인 또한 식생활이나 성생활의 불섭생 등, 중의학에서 병인으로 생각하고 있는 여러 가지가 관여하는데, 특히 중요시되고 있는 것은 '등사'·'열사'·'조사'·'습사'라는 병인이다. 그리고 이러한 사기(邪氣)들이 복잡하게 얽혀서 풍열사라든가 습열사라는 상태로 되는 경우가 많다.

본래 혈의 부족이 있는데 열의 요소가 가해지면 혈이 열과 결합하여

습사(濕邪) 외인으로서의 습을 가리키는 경우와 음식의 불섭생 혹은 다습한 환경하에서 생활하여 체내에 생긴 병인을 지칭하는 경우가 있다.

담(膽) 간하고 표리 관계에 있는 육부 중의 하나. 담즙의 저류 분비와 함께 정신적인 강인함을 나타낸다.

간(肝) 오장의 하나. 노여움, 스트레스 등과 밀접한 관계가 있으며 자율신경적인 개념을 포함한다.

혈열이란 상태가 된다. 이 때문에 혈의 기부(肌膚)에 대한 자양 작용이 더욱더 상실된다. '프롤로그'에서도 설명했듯이 화(火)나 열(熱)의 요소는 자연계의 불과 같이 위로 향해 타오르는 성질이 있으므로 특히 머리가 영향을 받기 쉬운데 이러한 결과로 인해 머리가 빠지는 것으로 생각된다. 단순한 탈모도 기본적으로는 같은 병태이다.

머리는 주로 앞뒤 방향으로 경락이 뻗쳐 있다(다음 페이지 그림 참조). 따라서 부위에 따라 관련된 경락이 다르므로 탈모 등의 부위에 따라 원인이 다르다고 생각한다. 관자놀이에서 귀 둘레를 반원을 그리는 것 같은 선상의 부위가 탈모되는 경우에 관련된 경락은 담경(膽經)이다. '담'은 '간'과 같이 스트레스나 안절부절못하는 것 등에 크게 관계되므로 탈모 등의 원인으로서 스트레스가 관계하는 일이 많다고 할 수 있다.

따라서 우선 정신적인 안정이 중요한 것을 설명하고 그다음에 약을 쓰는 것이 필요하다. 기본적인 처방은 사역산(四逆散)이나 가미소요산(加

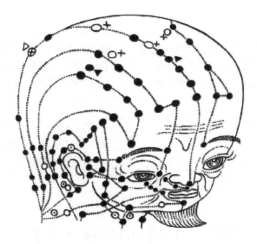

머리의 경락

味逍遙散)·시호소간산(柴胡疏肝散) 등으로 스트레스에 의한 간기의 흐름이 원활하지 못한 증상을 풀 수 있는 작용이 있는 약이다.

스트레스 등으로 오랫동안 정체되는 상태가 이어지면 점차 작용이 약해지고 기혈이 부족하게 된다. 특히 간혈이 부족한 경우에는 탈모 등의 증상과 함께 시력의 저하나 근육 이완 같은 증상을 일으키는 일이 많다. 이런 때에는 사물탕(四物湯)을 기본으로 하여 여기에 하수오(何首烏)·구기자(枸杞子)·사원자(沙苑子) 등, 그 작용 목적에 따른 보혈·보음약을 가미하면 좋다.

그러나 동시에 '혈열'이나 '습열' 등에 의해 머리에 열을 느낄 정도가 심할 경우나 두피에 기름기가 있는 경우에는 그 열에 대한 약재를 가미할 필요가 있다. 적작약(赤芍藥)·모란피(牡丹皮)·측백엽(側柏葉) 등 같은

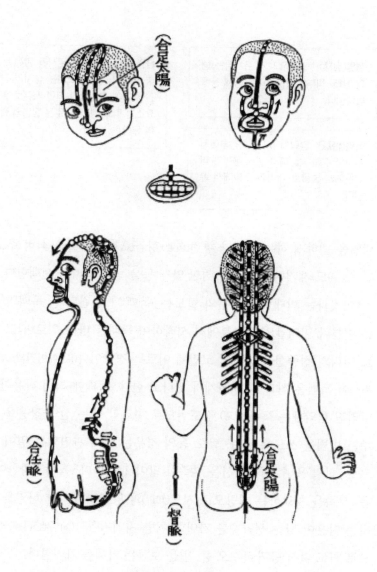

독맥에 관련하는 경락

혈열(血熱) 혈에 열사가 존재하는 병리 상태. 피부염·화끈거리는 증세 등을 나타낸다.

습열(濕熱) 습사와 열사가 함께 존재하는 상태. 일반적으로는 습사가 장기간 체내에 정체하게 되면 저절로 열의 요소를 띠고 생긴다. 많은 질병의 원인이 된다.

독맥(督脈) 경락의 하나. 회음부에서 시작하여 척추를 따라 위로 올라가 머리끝에서 얼굴로 내려와 코밑에서 끝난다.

혈열을 냉하게 하는 약이나 황련(黃連)·황금(黃芩) 등, 열을 식혀 주고 약간 습(濕)도 제거하는 작용을 겸한 약재 등을 병인에 따라 선택한다.

이것과는 반대로 두정부의 탈모는 '독맥'과 관련된다. 독맥의 주간은 이른바 미저골의 밑부분에서 시작하여 등뼈를 따라 위로 뻗고 곧바로 머리의 정중선을 통하여 코밑에 이르는 경락이다(앞 페이지의 그림 참조). 이 독맥은 신과 깊은 관계가 있다고 한다. 독맥에 직접 작용한다고 알려진 한약재는 녹용(鹿茸) 정도이므로 치료할 때는 신의 작용을 도와주는 방법을 쓰도록 한다. 탈모 등의 경우는 열이 관련되는 일이 많으므로 '허열'을 수반하는 신음 부족이 많이 관여한다. 육미지황환이 '신음' 부족을 치료하는 처방으로 지모(知母)와 황백(黃栢)이란 허열을 치료하는 작용이 있는 생약재를 가미한 처방 지백지황환(知栢地黃丸)을 기본으로 하고 다시 당귀·하수오 등, 혈을 보하는 약재를 가미한다.

최근 전철 등에서 젊은 여성들이 머리가 노랗거나 윤기가 없는 것을

허열(虛熱) 허화와 기본적으로는 같은 개념이며 그 정도가 약간은 경미하다.

신음(腎陰) 신수라고도 한다. 신을 구성하는 성분의 하나. 상세한 것은 37~42쪽을 참조.

열(사) [熱(邪)] 병인의 하나. 원인에는 기후의 이상에 의한 경우와 음액 부족에 의한 경우, 맵고 더운 식품을 과잉 섭취한 경우 등이 있다.

종종 보게 되는데 이것은 살찔까 봐 겁이 나 바른 식생활을 하지 않거나 월경 시의 출혈이 많은 것도 관계가 있다고 생각되지만 어쨌든 피가 부족한 상태가 기본 원인이다. 또한, 어떤 원인에 의해 신체에 '열사'가 생겨, 그 열사가 위로 올라가 머리를 변색시킨다고 생각할 수 있다.

열사가 어떤 이유에서 생겼는가를 파악하고 먼저 그 원인을 배제하도록 하는데, 일반적으로 습열이 원인일 때가 많다.

혈의 부족과 열은 쉽게 결탁하여 혈열이 되고 이것이 직접 병인이 되는 일이 많은 것 같다. 건지황(乾地黃)·지골피(地骨皮)·여정자(女貞子)·한련초(旱蓮草)·목단피(牧丹皮)·국화(菊花)·측백엽(側柏葉)·백지(白芷) 등을 가미하여 복용한다. 경우에 따라서는 달인 약으로 머리를 감는 방법도 사용된다.

신(腎) 오장의 하나. '선천의 본'이라
부르며 기본적인 생명력을 의미한다.
상 세한 것은 24~28쪽 참조.

신양(腎陽) 명문지화라고도 하며 신
을 이루는 성분의 하나. 상세한 것은
37~42쪽 참조.

8. 여드름, 부스럼, 피부가 거칠다

여드름은 청춘의 상징이라고 말하는 것처럼 10대 후반에 생긴다.
중의학의 인체생리에 의하면 남자는 16세, 여자는 14세에 신체의 전환
점이 된다고 하는 '신'의 사고에 대해서는 '프롤로그'에서 언급했다.

이 시기는 마침 '신양'이 왕성해지기 시작하는 시기이며 또한 여드
름이 나타나기 시작하는 때와 겹친다.

신양, 즉, 명문지화가 왕성해지면 타오르는 성질을 갖고 있는 화(火)
에 편승되어 언제나 얼굴이 벌건 상태로 있다. 또한, 이 시기에는 신양
이 활발해도 다른 장기의 작용은 미숙한 경우가 많아, 오장이 상호 균
형을 유지하면서 전체적으로 조화를 유지할 수가 없어 더욱더 그 화(火)
는 타오르기 쉽다고 생각된다. 그러나 남자는 24세, 여자는 21세쯤 되

신음(腎陰) 신수라고도 한다. 신을 이룩하는 성분의 하나. 상세한 것은 37~42쪽 참조.

폐(肺) 오장의 하나. 부위로서의 폐를 의미하는 것뿐만이 아니라 코에서 폐에 이르는 모든 기도와 피부의 기능을 포함한다.

면 전신의 균형이 잡혀, 신양만이 단독으로 왕성하게 타오르는 일이 없어져 여드름도 적어지게 된다.

치료에 있어 마땅히 주의해야 할 것은 신양이 왕성해지는 것은 좋지 않다고 해서 이 신양을 무리하게 억제하는 것은 좋지 않다.

'프롤로그'에서 설명했듯이 신양과 '신음'의 균형이 잡혀 있으면 (프롤로그에서는 빨간 꽃과 흰 꽃의 비유로 설명했다), 가령 꽃의 전체 양은 적더라도 증상은 나타나지 않는다. 지금까지 10대 후반에서 신양이 왕성하다고 말한 것은 실은 미발달했기 때문에 상대적으로 신양이 많아 보인 것뿐이다.

따라서 치료의 주안점은 타오르고 있는 부분만을 약간 억제하도록 지모·황백을 사용하지만 중심이 되는 처방은 신음의 부족을 보충하는 처방이다. 육미지황환이 대표적이다.

여드름 같은 피부의 병을 치료하는 경우에 잊어서는 안 되는 일이 있는데 그것은 중국의학에서는 피부는 '폐'에 관련된다고 생각하여 폐에 대한 치료법이 중시된다는 것이다.

여드름이나 부스럼처럼 붉게 붓거나 화농하는 것은 피부에 열이 있다고 생각하는 경우가 많으므로 금은화(金銀花)·연교(連翹)·비파엽(枇杷葉)·황금(黃芩) 등 피부의 열 즉, 폐열을 제거하는 생약재를 가미하는 것이 필요하다.

또한, 여드름이나 부스럼의 하나하나가 검푸르스름할 때는 '어혈'이 관여되는 경우가 많은 듯하다. 자초근(紫草根)·홍화(紅花)·도인(桃仁)·목단피(牧丹皮)·적작(赤芍)·괴화(槐花)·매괴화(玫瑰花) 등을 신체의 상태에 적절하게 맞추어 사용한다.

벌레에 물렸을 때나 사소한 상처에도 화농하기 쉬운 사람이 있는데 일반적으로 이러한 사람은 어혈이나 '습열'을 가진 사람이 많은 것 같다. 어혈이나 습열보다 더욱 심각한 질환을 야기시킬 수 있는 위험성을

습사(濕邪) 외인으로서의 습을 가리키는 경우와 음식의 불섭생 혹은 다습한 환경하에서의 생활로 체내에 생긴 병인을 지칭하는 경우가 있다.

진액(津液) 인체의 구성 성분의 하나. 혈과 합쳐서 음액이라고 불린다.

사진(四診) 중의학 진단법의 기초가 되는 진찰법.

가진 미병의 상태이므로, 전에 비해 자주 곪는다고 느껴질 때는 신체가 나타내는 위험신호로 고려할 필요가 있을 것이다. 또한, 자신의 혀를 살펴보고 황색의 지저분한 태가 끼었거나, 혀의 색상이 어쩐지 보라색을 띠고 있거나 혀 뒤쪽의 정맥이 뚜렷하게 눈에 띄는 것 같은 상태이면 큰일이 일어나기 전에 적극적으로 한방 치료를 하는 것이 좋다고 생각한다.

매끈한 피부, 거친 피부, 껄끄러운 피부, 기름기 있는 피부 등 피부의 상태를 나타내는 말이 여러 가지가 있는 것으로 보아 옛날부터 피부의 상태가 어느 정도 관심의 대상이 되었는가를 짐작할 수 있다.

물론 선천적인 요소가 있다는 것은 부인할 수 없지만 어느 정도까지의 개선은 가능하리라 생각한다. 극단적으로 말하면 미병 상태를 개선해 주는 것이다. 어혈이나 '습사'가 문제될 때도 있고, 혈이나 '진액'의 부족이 중요할 때도 있어, 결국은 전신상태를 '사진'에 입각하여 진단하고 그것에 따라 치료할 수밖에 없다. 가령 피부하고는 전혀 관계가 없는 만성 간염이나 고혈압 등의 치료를 계속 받는 동안에 흰머리가 검게 되거나 피부가 부드럽게 되었다는 환자는 의외로 많다. 되풀이하여 말하지만 피부 상태를 개선하고자 할 때는 피부만을 관찰하는 데 급급해서는 안 되는 것이다.

간(肝) 오장의 하나. 노여움, 스트레스 등과 밀접한 관계가 있으며 자율신경적인 개념을 포함한다.

간혈(肝血) 간에 속하는 혈.

간신음허(肝腎陰虛) 간음허와 신음허를 말한다. 간과 신의 음액 부족 상태. 손바닥이나 발바닥의 화끈거림, 불면, 발, 허리의 노근함 등 다양한 증상을 나타낸다.

9. 시력 저하

40대가 되면 슬슬 잘 보이지 않는 이른바 노안이 시작된다. 또한, 젊은 시절에도 여러 가지로 안경을 바꿔보기도 하지만 어쩐지 시력이 좋지 않은 경우도 있다.

눈의 작용에 가장 크게 관여한다고 보는 것은 '간'이다. 따라서 시력 저하는 일반적으로 간의 혈 부족 혹은 간이나 신의 음액 부족에 의해 야기되는 일이 많다. 젊었을 때 근시 등의 시력 저하인 경우는, '간혈'의 부족에 의한 일이 많다고 생각되지만, 어쨌든 어느 쪽 요소가 심한가를 분명하게 진단할 필요가 있다.

간혈을 보충하기 위해서는 당귀·하수오·산수유·육계·구기자·사원자 등을 가미하면 좋을 것이다.

신음(腎陰) 신수라고도 한다. 신을 구성하는 성분의 하나. 상세한 것은 37~42쪽을 참조.

허화(虛火) 음액 부족에 의해 상대적으로 양기가 많아 보이는 상태.

신음을 보하고 눈에 유효한 약재들은 석곡·사원자·구기자·국화·호도육(호두) 등이며 신음을 보하는 처방의 대표로는 육미지황환이나, 눈에 작용시킬 때에는 여기에 구기자와 감국화를 가미한 기 국지황환을 가장 잘 사용한다.

눈 흰자(白目)의 충혈이나 통증 등이 반복될 경우에는 '신음' 부족의 정도가 심하고, '허화'의 타오르는 정도가 심하므로 하고초(夏枯草)·질여자(蒺藜子)·결명자(決明子)·지모(知母)·황백(黃柏) 등 열을 식혀 주는 약재를 가미하는 것이 필요하다.

비(脾) 오장의 하나. 소화 흡수 나아가서 2차적으로 획득한 면역 등에 관한 기능도 포함한다. 또한, 수분 대사에도 관여하므로 비의 기능 저하에 의해 습사담음이 정체한다.

풍사(風邪) 병인의 하나. 자연계에 존재하는 외풍과 간화 등에 의해 야기된 신체 내에 생기는 내풍으로 구별된다.

간(肝) 오장의 하나. 노여움, 스트레스 등과 밀접한 관계가 있으며 자율신경적인 개념을 포함한다.

10. 눈꺼풀의 경련, 아래 눈꺼풀의 부종

눈꺼풀과 관계되는 장기는 '비'이다.

깃발이 바람에 나부끼는 것에서 착안했을까? 눈꺼풀이나 피부의 미세한 경련부터 간질의 발작까지 어떠한 것이든, 경련은 모두가 신체 내부에서 부는 바람(내풍)에 의해 일어난다고 생각한다. "신체 내부에서 바람이 분다"라는 식으로 말하는 것은 문학적이지만, 자연 관찰 중에서 자연의 일부분으로 인체의 구조·기능을 생각해 온 고대인으로서는 당연한 일이었을 것이다.

'프롤로그'에서 언급했듯이 병인 가운데 외인의 하나인 '풍사(風邪)'가 있다. 이 경우는 몸 바깥의 풍이란 뜻에서 '외풍'이라고 하며, 내풍은 이 외풍에 대응하는 말이다.

간화(肝火) 격노(激怒) 등에 의해 야기되는 간의 병리 상태의 하나. 현훈·이명 등의 증상을 야기시키는 일이 많다.

간열(肝熱) 거의 간화와 같은 뜻이나 그 정도가 약간 가볍다. 안절부절못하는 등의 스트레스가 계속되므로 생기는 일이 많다.

간기(肝氣) 간의 기능을 유지하기 위한 기. 부족하면 사물에 놀라기 쉽다.

흔히 내풍이 생기는 원인으로서 가장 관계가 깊다고 생각되는 장부는 '간'이다.

화재 시나 모닥불을 땔 때 바람이 일어난다는 발상에서일까? 내풍의 원인으로 들 수 있는 것은 '간화'라든가 '간열'이라고 부르는 상태이다. 이러한 상태의 동기가 되는 것은 '간기'의 울결(鬱結)이다. 즉, 여러 가지의 스트레스가 관계되는 일이 많다.

안면의 경련도 내풍에 의하는데 안면 경련 같은 비교적 치료가 어려운 병의 경우는 내풍을 억제하는 약물 중에서 석결명(石決明)·대자석(代赭石)·자석(磁石)·백강잠(白僵蠶)·선퇴(禪退)·질여자(蒺藜子)·조각자(皂角刺)·오공(蜈蚣)·전갈(全蝎) 등 작용이 강력한 약재를 사용한다.

눈꺼풀의 경련은 '간'과 '비'의 작용이 함께 저하되었을 때 쉽게 생긴다고 여겨진다. 구체적으로는 술을 과음했거나, 일시적으로 간에 열이 생겼거나, 비의 작용이 저하되고 습사가 있는 경우 등에 잘 발생한다.

습사(濕邪) 외인으로서의 습을 가리키는 경우와 음식의 불섭생 혹은 다습한 환경하에서의 생활 때문에 체내에 생긴 병인을 지칭하는 경우가 있다.

어쨌든 눈꺼풀의 경련 정도라면 시력에 장애가 생길 만한 경우를 제외하고는 적극적으로 치료할 필요는 없다.

눈꺼풀 전체의 부종(浮腫)은 누에가 잠자고 있는 것 같다고 해서 와잠(臥蠶)이라고 하는데 이것은 평소 수분을 지나치게 섭취하거나 비의 기능이 저하되기 때문에 별로 수분을 마시지 않아도 '습사'가 정체하기 쉽게 되는 결과로 발생한다. 즉, 근본은 음식의 불섭생에 의한 것이므로 절도 있는 식생활에 유념하는 것이 첫째이다.

처방은 오령산(五苓散)·육군자탕(六君子湯)·영계출감탕(苓桂朮甘湯) 등 비의 작용을 도와 불필요한 습사를 제거하는 작용이 있는 생약재를 가미한 처방을 사용하면 좋다.

11. 이명(귀울음)

이명(耳鳴)은 환자에게는 괴로운 증상인데 뜻하는 대로 치료 효과가 나기 어려운 병 중의 하나이다.

병인으로 이명은 실증과 허증으로 크게 나눌 수 있다. 실증과 허증의 구별은 외견상 신체의 강약하고는 관계가 없다.

실증, 즉, '실(實)'이란 말의 의미는 신체 내에 어떤 병사(病邪)가 가득히 있다는 것을 지칭하며 허증의 '허(虛)'란 신체를 구성하는 성분인 기·혈·진액의 어느 것인가가 부족한 상태를 말한다.

건강하면 가령 어떤 병사가 신체 내에 침입해도 생체의 방어 반응이 작용하므로 그 병사가 세력을 확장할 수는 없다. 따라서 '사'가 세력을 신장하기 위해서는 본래 건강하지 않은 상태, 즉, '기·혈·진액'의 어느 것인가 부족한 상태가 존재하고 있는 셈이다.

따라서 실증으로 진단된 사람의 경우, 초기에 병사에 대한 치료를 하고 이것을 없애는 데 성공했다면, 이어서 부족한 상태를 보충하는 치료를 해야만 한다. 이 허약한 곳에 대한 치료를 하지 않으면 한번 물러난 병사가 다시 세력을 회생 증대시킬 염려가 있다.

이와 같이 병사를 제거하는 치료법을 '표치(標治)'라 하며 신체의 허를 보하는 치료법을 '본치(本治)'라고 하는데 일반적으로는 지금 말한 것처럼 표치를 먼저하고 다음에 본치를 한다.

그러나 급성기의 격심한 상태를 제외하면 흔히 만성질환에 대한 치료는 표치와 본치의 양쪽을 동시에 하는 일이 많다. 그런 경우라도 처음에는 표치를 위한 약재의 비율을 높이고 본치의 생약재를 적게 하여 서서히 그 비율을 역전시켜 최종적으로는 본치로서 확실하게 재발을 방지한다는 배려가 필요하다.

이명의 병인 중 실증에 의한 것의 하나는 맹렬한 노여움 등이 동기가 되어 시작하는 경우이다. 이때는 두통이나 머리가 쪼개지거나 무엇인가를 머리에 쓰고 있는 것처럼 느껴지는 경우가 많다. 용담초(龍膽草)·시호(柴胡)·산치사(山梔子)·황금(黃芩) 등의 생약재를 주로 하여 처방한 용담사간탕(龍膽瀉肝湯) 등을 사용한다.

또 다른 원인으로는 음식의 불섭생에 기인하는 '담음'습사에 의한 것이 있는데 이 경우에는 두텁고 끈끈하며 불결한 설태(舌苔)가 끼어 있는 것으로 짐작할 수 있다.

이진탕(二陳湯)이란 습사를 소변으로 배설하는 약을 기본으로 한다. 특히 이명의 부위인 두부의 습사를 제거하고 오감의 작용을 활발하게 하는 것으로 알려진 창포(菖蒲)·백지(白芷)·용뇌(龍腦)·사향(麝香) 등의 생약재를 가미한다. 반복하지만 가령, 이 치료법으로 이명이 개선되었을 때는 습사로 인한 경우에는 근본에 있는 '비'의 작용 부족에 대한 치료(본치)를 육군자탕 등으로 할 필요가 있다. 물론, 음식의 절제를 지키는 것은 가장 중요하다.

또한, 노여움이 유발되었을 경우에는 원래 화내기 쉽다든가 안절부절못하기 쉬운 성격이 있어, 그것이 '간'의 작용을 저하하는 것으로 생기는 일이 많으므로 간의 작용을 보하는 치료를 할 필요가 있다. 정신의 안정을 유지하는 노력은 더욱 중요하다.

허증에 의한 이명 중 가장 많은 병인은 '신음허'에 의한 '허화'가 타오르는 데에 의한 것이다. 이 병태는 지금까지도 자주 언급했으므로 상세하게는 설명하지 않겠지만 어지럼증·허리의 피곤·동계 등의 증상을 나타내는 일이 많고 육미지황환에 지모·황백·오미자 등이나 진정시킬 목적으로 자석을 가하기도 한다.

또 하나의 병인으로 기의 부족이 있는데 이 경우에는 특히 머리라는 상부까지 기를 끌어 올리는 힘이 부족하기 때문에 이명이 생긴다고 한다. 부족한 기를 보충해 주는 것과 함께 기를 끌어 올리는 작용을 함께 하는 보중익기탕(補中益氣湯)이라는 처방을 사용한다.

난청에 대한 치료 방침은 기본적으로는 이명에 대한 것과 똑같다.

어느 날 갑자기 난청이 되는 돌발성 난청이라 부르는 병이 있다. 이 병의 경우는 돌연 발증(發症)하는 것으로 앞에서 설명한 실증형의 원인에 의한 일이 많은 것 같은 인상을 받으나 실제로는 기·혈·진액의 부족이 원인인 경우도 있으므로 증상 발현의 완급에 지나치게 구애받는 것은 위험하다.

　선천성의 난청이나 노인성 난청의 경우는 일반적으로 허증형의 것이 많은 것 같다. 그것이 신허를 배경으로 한 것인지 기·혈·진액의 부족에 의한 것인지를 분명하게 진단하여 치료해야 할 것임은 두말할 나위 없다.

12. 코가 빨갛고(딸기코), 얼굴과 볼이 빨갛다

중국의학 진단법(사진)의 하나로 망진(望診)이 있다. 고대에는 혈액검사 등으로 신체의 내부 상태를 알 수 없었던 시대였기 때문에 어떻게 체표에 나타나는 정보만으로 체내의 상태를 추측하는가가 문제였다. 체형·동작·얼굴·혀 등 비교적 쉽게 관찰할 수 있는 부분을 상세하게 관찰함으로써 신체 내의 상태를 판단하려고 했다. 이것을 망진이라 하며 그 결과를 집약한 상세한 책이 여러 가지로 저술되었다.

콧등은 망진으로는 '비위'와 관계에 있다고 한다. 코끝에서부터 콧방울에 걸쳐 빨간 것은 위에 화(火)가 있기 때문이다. 원인은 위에 화가 생길 만한 식품을 자주 먹기 때문이다. 역시 가장 많은 경우가 술에 의한 것이고 그 이외에도 고추 등의 향신료가 다량으로 함유한 몹시 매운 식품 등을 계속 먹는 것도 원인이 된다.

위화의 상태가 장기간 계속되어 그 열이 위와 표리 관계에 있는 비에 미치고, 한편 '프롤로그'에서 말했듯이 열 때문에 혈이 건조해져 정체되어 '어혈'이란 상태가 되면 콧등의 혈관이 사방으로 뻗어 전체가 적색 또는 자색을 띠는 이른바 딸기코, 즉, 주사비(酒皶鼻)라 부르는 상태가 된다.

따라서 딸기코의 치료는 어혈 치료와 비열 치료를 함께 하지만 보통은 장기간에 걸쳐 형성된 증상이므로 병상의 뿌리가 깊어 치료하기가 어려운 것이다. 이 경우에도 절제 있는 식생활이 얼마나 중요한 것이라는 결론이 된다.

얼굴 전체가 붉게 보여 "한잔한 것같이 얼큰해 보인다"라고 할 정도의 상태는 아이들이 발열할 때도 볼 수 있는데 이런 것과는 별도로 언제나 얼굴이 붉게 보이는 사람이 있다.

얼굴 전체가 붉은 것은 '심(心)'에 화가 있는 증상이며 광대뼈 부근만 붉은 것은 신음허로 허화가 있는 경우이다.

심화에 대해서는 삼황사심탕(三黃瀉心湯) 등이 좋은 처방이다. 신음허의 경우는 이미 여러 군데에서 설명했다.

13. 구취(입 냄새)

자신에게 입 냄새가 있다고 생각되어 의사를 찾는 사람은 의외로 많다. 친한 사람으로부터 지적받은 일이 있는 것이 계기가 되어 낙심하여, 실제로는 이미 구취가 없는데도 아직 있다고 믿는 경우도 많은 것 같다. 여기에서는 그러한 심리적인 것은 제외하고 실제로 구취가 있는 경우에 대해서 설명하겠다.

우선 첫째로 생각할 수 있는 입 냄새의 원인은 치조농루(齒槽膿漏) 등의 구강 내의 병에 의한 것으로 이것은 치과 치료의 대상이지만 잇몸의 염증이 만성적으로 계속되는 경우에는 어떤 원인에 의한 열이 체내에 있다는 것을 시사하고 있다. 그 열도 '실열'과 '허열'로 구분할 수 있다. 실열은 주로 '비위'의 열에 의한 것이 많으므로 '주사비'의 항을 참조하

습사(濕邪) 외인으로서 습을 가리키는 경우와 음식의 불섭생 혹은 다습한 환경하에서의 생활 때문에 체내에 생긴 병인을 지칭하는 경우가 있다.

기 바란다. 가장 흔하게 사용되는 처방은 황련해독탕(黃連解毒湯)이다.

아울러 여기에서 언급하는데 설태가 구취의 원인이라 생각하여 칫솔 등으로 긁어내는 사람이 있는데, 설태가 생기는 것은 체내에 병사가 있다는 증거이므로 아무리 긁어내어도 곧 다시 설태가 낀다. 가령 지금 말한 비위에 열이 있는 경우는 누런색의 지저분한 이끼가 생긴다. 이때 구취가 있다는 것은 충분히 예측되나 그것은 설태에 의한 것이 아니고 비위에 열이 있기 때문이라는 것을 이해할 필요가 있다.

그런데 허열에 의한 경우라도 가장 중요한 원인이 치조농루일까? 특히 노화와 함께 시작하는 경우는 우선 신과 관계가 있다. "신은 뼈를 주관하고 치아는 뼈의 표현이다"라는 말이 고전에 기재되어 있다. 노화란 것은 신의 작용이 저하하는 것에 의해 생기는 것으로 여겨지고 있으므로 이때의 치료는 신의 작용을 활발하게 하는 처방을 사용하면 좋을 것이다. 허열과 관계 있는 보신약(補腎藥)이라는 점을 고려한다면 지금까지 여러 차례 언급된 지백지황환(知柏地黃丸)이 가장 유효하다.

입안에 병이 없는데 입 냄새가 나는 것은 위화나 '습사'가 장기간 머무른 결과 열로 변한 경우, 혹은 소화불량 등에 의한 것으로 어느 경우든 음식의 불섭생에 의한 경우가 많다.

위화에 대해서는 앞에서 언급했으나 설태가 황색이고 건조해 있다. 병인에 대해서는 '딸기코'에서 설명했듯이 맵고 열이 있는 음식을 과다하게 섭취하는 데 있다. 치료는 매운 식품을 먹지 말고 동시에 황련(黃蓮)이 들어 있는 황련해독탕, 반하사심탕(半夏瀉心湯), 좌금환(左金丸) 등을 다른 증상을 고려하면서 적절하게 사용한다.

'습열'인 때는 황색이지만 습기가 강한 지저분한 설태가 돋아나 있다. 원인은 수분 과잉 섭취를 오랫동안 계속했기 때문으로 병적인 수분이 오랫동안 머무르면 열로 변한다고 생각하므로 습열이 되는 것이다.

치료는 불필요한 수분을 배설하는 약재와 열을 제거하는 약재가 들

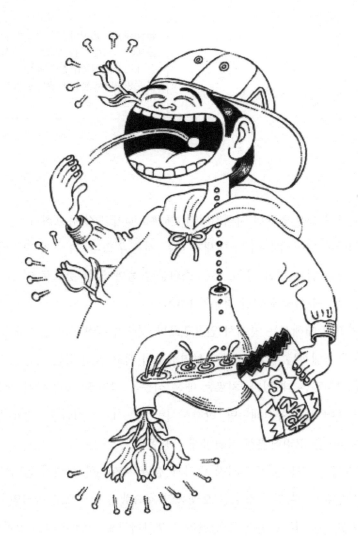

기·혈·진액(氣·血·津液) 각각 인체를 구성하는 성분이다. 12~21쪽 참조.

어 있는 온담탕(溫膽湯) 등을 사용한다.

다음에 문제가 되는 것은 소화불량에 의해 위 속에 항상 음식물이 남아 있거나 수분이 남아 있어 위의 주변을 두드리면 퐁퐁 소리가 나기도 하는 경우이다.

전철 등에서 자주 보는 일로 요즈음 아이들은 과자 등이 없어질 때까지 계속 먹고 있다. 이처럼 언제나 무엇인가를 먹고 있는 사람에게 생기기 쉬운 증상이다.

맥아(麥芽)나 산사자(山査子) 같은 소화를 촉진하는 생약재에 진피(陳皮)·목향(木香)·축사(縮砂) 등의 소화기 작용을 촉진하는 약과 위 속에 정체된 물을 제거하는 복령(茯苓)·백출(白朮) 등을 배합한다.

화제를 약간 바꾸어 단식할 때 숙변(宿便)이란 몹시 냄새가 나는 대변이 나오면 단식에 성공했다고 한다. 그러나 양의사는 이 단계에서 내시경으로 보아도 어디에서도 숙변에 해당하는 것을 볼 수 없어 아무 일도 없다고 한다.

그러므로 숙변은 장의 상피가 탈락한 것이나 점막의 주름 사이에 깊이 숨어 있었던 미세한 것이라든가 장내세균이 죽은 것 등, 여러 가지로 말하고 있지만 그 정체는 여전히 불분명하다.

여기에서 말한 위 내에 정체하는 물이라고 부르는 것도 서양의학적으로 내시경으로 본다 해도 특별한 것으로는 인식되지 않을 것이다.

이처럼 동양의학에서 생각하는 상태는 '기·혈·진액'이나 장부의 이름을 포함하여 서양과학적 방법으로는 분명하게 인식할 수 없는 것이 많다. 그러나 그것은 '프롤로그'에서 말했듯이 각각의 용어가 의미하는 것이 이미지적이기 때문이다.

컴퓨터의 세계에서 퍼지(애매모호) 이론이 주목받고 있듯이, 인간처럼 분명하게 논리적으로 단정할 수 없는 부분이 있는 것은 더욱 그러한 의미에서 모호한 점을 가진 동양의학 쪽이 적합한 것이 아닐까 하는 생각이 든다.

14. 혀를 깨문다

혀나 볼의 살, 입술을 깨물어 갑자기 비명을 지르는 때가 있다. 계속 같은 데를 깨물 때는 어떤 나쁜 상태가 아닐까 하고 생각한 적이 있을 것이다. 『황제내경』이란 2000년 전경에 저술된 중국의학 이론을 집약한 책으로 이것에 대한 기록이 있다. 그것에 의하면 경락이라는 기의 흐름과 관련지어 설명하고 있다. 혀를 깨무는 것은 소음의 기운이, 볼을 깨무는 것은 소양의 기운이, 입술을 깨무는 것은 양명의 기운과 관련이 있다고 한다.

깨문다는 상황을 생각하면 어떤 기(氣)나 화(火)가 항진하고 있는 상태를 생각할 수 있다.

소음이란 것은 심(心)과 신(腎)의 경맥이므로 특히 관계가 있는 것은

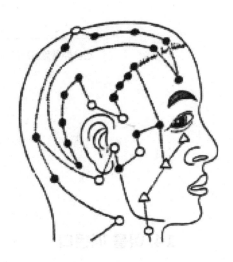

수소음심경(○△), 족소양담경(●)

심화상염(心火上炎)의 경우와 '신음허'로 허화상항(虛火上亢)하는 경우일 것이다. 전자이면 불면, 특히 한밤중에 눈이 떠져 잘 수 없다든가 동계(動悸) 혹은 얼굴 전체가 붉게 되는 증상 등을 동반한다. 약은 삼황사심탕 등이 있다. 후자에 대해서는 자주 설명했으며 지백지황환이 유효하다.

소양이란 것은 간과 담이므로 '프롤로그'에서 설명했듯이 기본적으로는 스트레스가 크게 관여한다고 생각된다. 볼을 깨무는 일이 많다면 스트레스가 많아 안절부절못한다고 여겨지므로 휴식을 취하도록 노력하는 것이 중요하다.

양명은 비와 위이므로 입술을 깨무는 일이 많다면 술이나 향신료를 과대하게 섭취하지 않도록 주의하고 음식의 절제에 힘쓰는 것이 중요하다.

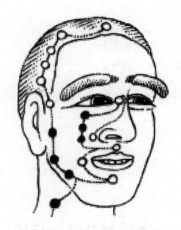

수양명대장경락도(手陽明大腸經絡圖)

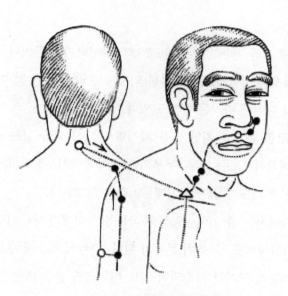

족양명위경락도(足陽明胃經絡圖)

습열(濕熱) 습사와 열사가 혼합하여 존재하는 상태. 일반적으로는 습사가 장기 간 체내에 체류한 결과 열의 요소를 동반하면서 생긴다. 많은 질병의 원인이 된다.

15. 코골이, 이갈이

수면 중에 이를 가는 것은 위화(胃火)가 왕성하기 때문이다. '딸기코'에서 설명했지만 일반적으로 위화를 억제하는 약을 먹는 것 이외에 노근(芦根)을 차 대신에 마시는 방법도 있다.

보통은 코를 골지 않지만 술을 마시면 반드시 코를 고는 사람들이 많다. 서양의학적으로는 인후, 두부의 신경이 술 때문에 마비되어 설근(舌根)이 떨어져 기도가 좁아지기 때문이라고 설명한다.

중국의학에서는 술이라는 열성 음식물을 섭취했기 때문이라고 생각한다. 즉, 여기에서도 '습열'이 문제가 된다. 따라서 평소에 수분을 과잉 섭취하여 그것이 장기간 계속되어 열로 변화되면 술을 먹는 것과 같은 상황이라고 말할 수 있다. 이러한 기준은 혀에 황색을 띤 지저분하고 끈적끈적한 점액성 태가 낀다.

젊은 여성 등이 코를 골아 고민하는 사람은 식생활을 검토해 보고 역시 맥주나 커피 등을 과음하고 있다고 생각되면 바로 줄여야 할 것이다. 과일이나 생 야채는 거의 수분이란 점에도 주의할 필요가 있다. 건강식품이라 하여 유행하고 있는 생야채나 과일 속에도 그 자체의 성질이 몸을 차게 하는 것이 많으므로 이 점에서도 소화기의 작용을 저하하는 위험성이 있다.

담음(痰飮) 이 책에서는 습사와 같은 의미로 사용했다. 음식의 불섭생이나 다습한 환경 아래서 장기간 생활하는 것에 의해 여러 가지 질병을 일으키는 병인을 낳게 하는 것을 말한다.

16. 목구멍에 이물감을 느낀다

중년 여성에서 자주 보는 증상으로 암이 아닌가 하고 이비인후과를 찾는 사람이 대단히 많으나, 식사 때 별문제가 없으면 암은 걱정할 필요가 없다. 그러나 식사 때 음식물이 걸리는 것같이 느껴지면 인두암의 우려가 있다.

이런 증세는 옛날부터 있었던 것으로 목구멍에 고깃덩어리가 걸린 것 같기도 하고 복숭아씨가 걸려 있는 듯한 표현으로 가장 오래된 임상책에도 나와 있다.

이것은 여러 가지 정신적인 스트레스에 의해 기의 흐름이 원활하지 못해 정체되고, 아울러 이때 음식의 불섭생에 의한 '담음'이 합병하면 이 기체와 담음이 결합하여 목구멍에 걸린 것 같은 감이 생긴다고 설명되어 있다.

간(肝) 오장의 하나. 노여움·스트레스 등과 밀접한 관계가 있으며 자율신경적인 개념을 포함한다.

여러 가지 감정의 갈등 중에서도 특히 '간'과 관련되는 감정, 즉, 노여움이 관여하는 것이 가장 많은 것 같다. 그리고 이 증상을 호소하는 환자는 화를 내서라도 그것을 폭발시켜 버리는 유형의 사람이 아니고 꾹 참고 견디는 쪽이 많은 듯하다.

사역산(四逆散)이나 가미소요산(加味逍遙散)이라는 처방이 사용되지만 담음을 없애 줄 목적에서 반하후박탕(半夏厚朴湯)을 병용하는 것이 한층 더 효과적이다.

어쨌든 스트레스에 구애받지 말고 정신적으로 푸는 방법을 찾고 또한 음식을 절제하면 간단히 고칠 수 있는 증상이다.

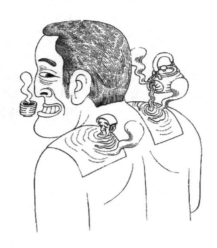

17. 어깨 결림

일반적으로 정신적 스트레스와 관여하는 것이 많으므로 이완시키는 방법을 찾는 것이 중요하다.

처방으로는 강활(羌活)·강황(姜黃) 다시 말해, 우금(宇金)·방풍(防風)을 가미한 것에 혈액순환을 원활하게 하고자 당귀(當歸)나 천궁(川芎)을 가하는 경우가 많다. 목에서 등으로 걸쳐 저리는 것 같은 경우에는 위령선(威靈仙)·갈근(葛根)·마황(麻黃)·모과(木瓜) 등을 적절히 가미한다. 근육이 굳어지는 것을 막기 위해 작약감초탕을 가감하여 사용하는 것도 한 가지 방법이다.

습열(濕熱) 습사와 열사가 혼합하여 존재하는 상태. 일반적으로는 습사가 장기간 체내에 체류한 결과 열의 요소를 동반하면서 생긴다. 많은 질병의 원인이 된다.

18. 액취(腋臭)

이것 역시 '습열'하고 관계가 깊다.

따라서 식생활과 관련되지만 당연히 목욕 습관하고도 관계될 것이다. 일본인은 해외에 나가면 체취가 없는 것으로 자주 놀림을 받는데 이것도 생선이나 야채·쌀의 식문화를 지켜온 것이나 목욕을 즐기는 것과 관계가 있다고 본다.

그러나 서서히 육식을 주로 하는 식생활이 일반화되고 더욱이 지금과 같은 음식의 불섭생이 계속된다면 과히 멀지 않은 시기에 일본 사람도 체취가 강한 민족이 될지도 모르겠다. 향수 문화는 발달할지 모르지만…….

신(腎) 오장의 하나.
'선천지본'이라 부르며
기본적인 생명력을 의
미한다. 상세한 것은
24~28쪽 참조.

풍사(風邪) 병인의 하
나. 자연계에 존재하는
외풍과 간화 등에 의해
유발된 신체 내에 생기
는 내풍으로 구별된다.

한사(寒邪) 병인의 하
나. 일반적으로는 지속
적인 추위의 침습에 의
하나 지나친 식품의 섭
취 과다나 인체의 양기
부족으로 서서히 체내에
축적되는 경우도 있다.

19. 허리가 아프고, 나른하고, 몸이 무겁다

허리의 증상은 '신'이 관여하는 것과 '풍사'·'한사'·'습사' 등의 외인
이 관여하는 것, 나아가서 갑자기 허리가 아프게 발증하는 것으로 구분
된다.

신허요통은 초기에는 나른하고 몸이 무겁게 느껴지는 감이 주 증상
이나 서서히 지속해서 둔한 통증을 느끼고 또한 등이나 대퇴·발이 노곤
하고 무력감을 느낀다. 앉거나 누우면 편안하고 서거나, 걷거나 일을
하면 악화된다.

'신음허'와 '신양허'는 구별하여 치료할 필요가 있다. 신음허에 대
해서는 육미지황환, 신양허에는 팔미지황환이라는 대표적인 처방이
있다.

습사(濕邪) 외인으로서 습을 가리키는 경우와 음식의 불섭생 혹은 다습한 환경하에서의 생활 때문에 체내에 생긴 병인을 지칭하는 경우가 있다.

신음허(腎陰虛) 신의 음액 부족 상태.

신양허(腎陽虛) 신의 양기 부족 상태.

이것 외에도 요통에 대해서는 두충(杜沖)·구기자(枸杞子)·속단(續斷)·보골지(補骨脂)·녹용(鹿茸) 등의 보신약을 배합하여 여러 가지 처방을 만들 수 있다.

근년에는 지구온난화의 영향도 있고 또한 난방의 보급으로 '한사'가 병인이 되는 일은 이전보다 적어진 듯하다. 그러나 반대로 여름 동안은 냉방을 지나치게 사용하고 지나치게 찬 음식물의 섭취로 서서히 한사가 체내에 축적되어, 겨울에 본격적으로 추워지면서 증상이 시작되는 가능성도 있다.

일본에서 한사 이상으로 문제가 되는 것은 습사에 의한 요통일 것이다. 음식물의 불섭생으로 체내에 불필요한 수분이 언제나 머무르는데 외부적으로 습도가 높아졌을 때, 즉, 비가 오거나 그 전후 그리고 장마철 등에 증상이 나타난다. 이것은 신체 내외의 습이 서로 감응하여 요통 등의 증상으로 발현하는 것으로 여겨진다. 몇 번이나 되풀이하여 말

기·혈·진액(氣·血·津液)
각각 인체를 이루는 성
분이다. 12~21쪽 참조.

어혈(瘀血) 혈의 병적
인 상태. 혈액 자체의
이상이나 혈관의 취약
성 등이 나타난다.

기체(氣滯) 기의 흐름
이 멈춰 있는 병리 상태
로 기울(氣鬱)이라고도
한다.

하지만 일상생활에서 음식물을 절제하는 것이 가장 중요하다.

이미 체내(허리 주변)에 고여 있는 병적인 수분을 배설하는 데 사용되는 생약재는 의이인(薏苡仁)·비해(萆薢)·마황(麻黃), 창출(蒼朮), 황백(黃柏)·잠사(蠶砂)·모과(木瓜) 등이 있다.

냉증을 동반하는 경우에는 '냉증과 열감(熱感)' 항에서 설명했으므로 참고하기 바란다. 습사에도 한사를 포함하는 경우와 열사와 어우러진 경우가 있으므로 증상이 따뜻하게 하는 것이 좋은가, 차게 하는 것이 바람직한가에 따라 사용하는 약물을 바꾸는 것이 필요하게 된다.

갑자기 허리가 아픈 것은 무거운 것을 들었을 때 갑작스러운 통증으로 인해 움직일 수 없거나 숨을 쉬어도 아프고, 오직 누워서 안정할 수밖에 없는 증상이다.

이런 증상을 겪은 사람은 본래 '기·혈·진액'이 어딘가에 정체된 것이다. 그 정체의 원인이 위에서 지적한 습사인 것도 있고, 어혈인 것도 있고, 스트레스 등에 의한 기의 울체(鬱滯)인 것도 있다. 습사일 때는 몸이 심하게 노곤하고 '어혈'일 때는 찌르는 듯한 통증이 특징이며 '기체'일 때는 뻐근한 감이 수반된다고 한다.

일반적으로 어혈일 때가 많고 어혈을 제거하는데 가장 유효한 유향(乳香)·몰약(沒藥)을 당귀·천궁·작약·계혈등(鷄血藤) 등과 함께 사용한다.

기체일 때는 정신의 이완(弛緩)을 유지하도록 노력하면서 시호·작약·지실(枳實)·감초를 배합한 사역산(四逆散)을 기본으로 하여 처방을 구성한다. 이 중에는 작약과 감초가 들어 있으므로 근육의 경련을 없애 주는 기본 처방인 작약감초탕의 처방 의미도 있어 그야말로 안성맞춤이다.

재발(再發)을 방지하기 위해서는 증상이 좋아진 다음부터 기혈의 흐름을 조절하는 치료[본치(本治)]를 하는 것을 잊지 말아야 한다.

20. 하지 정맥류

전형적인 예로 하퇴의 정맥이 튀어나와 오랫동안 서 있거나 걸으면 아프다. 가벼운 경우는 무릎 뒤쪽 피부에 가느다란 혈관이 약간 튀어나와 보일 정도이지만 기본적인 병인은 같다. '어혈'에 의한 것이 많다.

혈의 정체인 어혈을 제거하기 위해서는 혈에만 관심을 둘 것이 아니라 혈을 흐르게 하는 에너지원이라 할 수 있는 기의 흐름도 고려할 필요가 있다. 즉, 기의 흐름을 양호하게 하면서 어혈을 제거하는 것이 필요하다. 어혈을 없앰으로써 새로운 혈이 생겨날 수 있다.

어혈을 제거하고 혈액의 순환을 좋게 하는 작용이 있는 일군의 약재들을 주로 하여 여기에 기의 흐름을 잘 되게 하는 생약재를 약간 첨가하여 처방하면 한층 효과적이다.

일반적으로 어혈을 없애 주는 식물성 생약재가 유효하지 않을 경우에는 수질(水蛭)·맹충(虻蟲) 등 동물성의 어혈을 제거하는 약물을 사용하면 좋을 것이다.

그러나 이러한 약재들은 어혈을 제거하는 작용이 너무 강하여 파혈약(破血藥)이라고 한다. 아울러 그 작용도 강력하므로 반대로 정상적인 혈액을 손상할 염려도 있으므로 신중히 사용할 필요가 있다.

치료를 시작하면 통증은 비교적 빨리 없어지지만 혈관의 융기를 완전히 없애기 위해서는 시간이 필요하다고 생각한다.

21. 발바닥의 통증

발바닥은 인체의 모든 것이 나타나는 곳으로 신체의 병변은 발바닥에 나타난다는 생각은 동양뿐만 아니라 구미에도 있으며 여러 가지 투영도가 고안되어 있다.

발바닥을 여러 가지 방법으로 자극하여 건강을 유지하는 데 도움을 얻으려는 생각은 옳다고 생각된다. 확실히 그때그때 몸의 상태에 따라 통증을 강하게 느끼는 부위가 다른 게 사실이다.

중국의학에서는 귀에 인체를 투영(投影)시켜 진단의 일부분으로 삼거나, 이상이 인정되는 부위에 침 자극을 주거나, 작은 씨앗을 붙여 지속적으로 자극하는 등의 치료방법이 있다.

귀 진찰법 이진법(耳診法)에 비하면 발바닥 진찰법은 다소 민간요법

간(肝) 오장의 하나. 노여움·스트레스 등과 밀접한 관계가 있으며 자율신경적인 개념을 포함한다.

신(腎) 오장의 하나. '선천지본'이라 부르며 기본적인 생명력을 의미한다. 상세한 것은 24~28쪽 참조.

적인 감이 들지만 나름의 진단 가치가 있다고 본다.

중국의학에서 보아 발바닥 통증 중 특히 문제가 되는 것은 발꿈치의 통증이다. 심한 사람은 전혀 걸을 수가 없으나 보통은 특별하게 붓거나 붉게 되는 일이 없는데도 장거리를 걷거나 장시간을 걸으면 통증이 심해진다고 호소한다.

이 병은 '간'과 '신'의 음액과 혈분의 부족에 의하는데 별로 중요한 병증은 아니라고 생각되지만, 간신(肝腎)이란 생명의 근본과 관계되는 장기의 작용에 이상이 생긴 결과이므로 보다 위중한 질환이 유발되기 전의 경고로 생각하고 급히 치료하는 것이 좋다.

만성화될수록 치료하기 어렵다. 육미지황환 계통의 처방을 사용하는데 녹각이나 우슬(牛膝)·두중(杜仲)은 특히 유효하다.

신양(腎陽) 명문지화라고도 한다. 신을 이루는 성분의 하나. 상세한 것은 37~42쪽 참조.

습열(濕熱) 습사와 열사가 혼합하여 존재하는 상태. 일반적으로는 습사가 장기 간 체내에 체류한 결과 열의 요소를 동반하면서 생긴다. 많은 질병의 원인이 된다.

간기(肝氣) 간의 기능을 유지하는 기. 부족하면 사물에 쉽게 놀란다.

22. 성기능 감퇴

성기능은 신과 관련이 있다.

일반적으로 성기능을 항진(亢進)시키는 약으로 알려진 것은 거의 '신양'을 보강하는 처방(보양약)이다. 지보삼편환(至寶三鞭丸)·남보(男寶) 등, 중국산으로 유명한 약품은 모두 이런 유(類)의 것이다. 아주 노인이 아닌 한, 보양약은 도리어 해롭다고 해도 무방하다.

지금까지도 수시로 언급했지만 현대 사회에서는 스트레스가 많다. 이를 중국의학적으로 표현하면 '간기'가 울결한 결과로 화열(火熱)을 가진 사람이 많다. 또한, 음식의 불섭생으로 '습열'한 사람이 많다는 것은 자주 언급했다.

젊을 때부터 이처럼 체내에 열을 가진 상태가 계속되면 신의 작용이

신음(腎陰) 신수라고도 한다. 신을 이루는 성분의 하나. 상세한 것은 37~42쪽 참조.

신양허(腎陽虛) 신의 양기 부족 상태.

신음허(腎陰虛) 신의 음액 부족 상태.

떨어지는 나이층(남자는 48세경, 여자는 42세경)에는 내열에 의해 신수(신음)가 타서 없어져 버리므로 우선 100% 가까운 사람이 '신양허'가 아니라 '신음허'라고 볼 수 있다.

또한, 매스컴 등에서 여러 가지 성적인 자극들을 지나치게 받으므로 망상이 많아지고, 정신활동과 특히 깊은 관계를 갖는 '심(心)'의 화가 쉽게 타오르게 되어 있는 [심화상염(心火上炎)] 사람이 많다고도 할 수 있다.

정상상태에서는 심화와 신수(신음)가 서로 수화의 힘을 조정하여 신체 전체의 음양의 균형을 유지하는 역할을 다하고 있다고 생각된다.

그러나 망상 등으로 심화는 타오르기만 하고 만성적으로 계속되는 내열 때문에 신수는 타 없어져 절대 부족한 상황에서는 심화와 신음이 물과 불의 힘을 조절하여 음양의 균형을 유지할 수 없게 된다. 이 경우에 가장 흔하게 볼 수 있는 증상은 불면과 안절부절못하는 것이다.

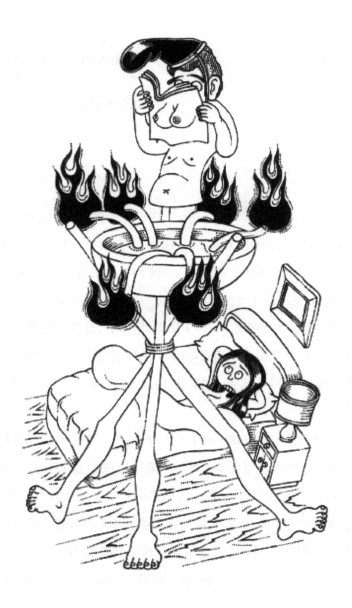

신양(腎陽) 명문지화라고도 한다. 신
을 이루는 성분의 하나. 상세한 것은
37~42쪽 참조.

간화(肝火) 격한 노여움 등에 의해 야
기되는 간의 병리 상태의 하나. 어지러
움, 귀울음 등의 증상을 일으키는 일이
많다.

　망상을 왕성하게 하여 자위행위를 빈번하게 하거나 혹은 연애 감정
이 없이 가령 다른 사람을 생각하면서 성행위를 하거나 하는 일은 신정
(즉, 신음과 '신양'의 양쪽)을 보다 낭비하는 셈이 되므로 주의를 요한다.

　한 점 만회하는 것 같은 생각으로, 즉, 오늘 밤만 견뎌내기 위해 강
정제를 쓰고자 한다면 앞에서 거론한 보양약이 유효하다고 할 수 있다.
그러나 기본적으로 보양약이란 것은 '신양', 즉, 명문지화를 부채질하
는 약이다. 그 까닭은 체내에 열을 생산하는 작용이 있는 약이라 할 수
있으므로 원래 내열에 의해 신음이 소모된 사람이 보양약을 사용하면
더욱더 신음을 손상할 위험이 있다. 절대로 장기간 계속 사용해서는 안
된다.

　신이란 것은 생명의 기본이므로 일시의 쾌락 때문에 수명을 단축하
고 마는 셈이 된다.

　결국, 현대인이 성기능의 쇠퇴를 자각했을 때 보급할 것은 일반에서

허화(虛火) 음액의 부족으로 상대적으로 양기가 많아 보이는 상태.

즐겨 쓰는 보양약이 아니라 부족하기 쉬운 신음을 보하는 약, 즉, 자음약이라고 할 수 있다.

젊은 나이의 성기능 감퇴는 그 병인이 어디에 있는가를 구명해야 한다. 스트레스가 기본이 되어 있는 경우에는 '간화'를 맑게 하는 것이 필요하며, 불섭생한 성생활로 신음을 손상했을 경우에는 그 신음을 보하는 것이 필요하다. 또한, 음식의 불섭생에 의해 습열이 체류된 것이 원인이면 식생활을 바르게 한 다음에 습열을 제거하는 약물을 사용해야 한다.

결국 상태에 따라 대응하는 것이 필요하며 물론 정신적인 상담도 필요할 것이다.

또한, 신음의 손상이 신양의 손상보다 훨씬 클 경우는 '허화'의 불꽃이 강해져 여러 가지 증상을 나타내는데, 성에 관한 증상으로는 평소에도 발기하기 쉬운 것을 들 수 있다.

흔히 신음허의 사람은 '늙어서 더욱 왕성'한 경향이 있다. 그러나 어떠한 사람이라도 언젠가는 신의 음양이 모두 쇠퇴하여 그 근본이 되는 신정이 소멸하여 죽음에 이르는 것이다.

신정이 쇠퇴하는 과정에서도 음양의 균형이 적절하게 유지된 상태에서 쇠퇴하는 것이 건강하고 보다 풍요로운 노후를 보내는 비결이라 할 수 있으므로 그런 것을 위한 노력을 하는 일이 중요하다.

비교적 남성을 대상으로 말을 했지만 이러한 생각은 여성에게도 해당한다. 적당한 성생활은 신의 작용을 활발하게 하는 데도 필요한 일이다.

오직, 기본적인 신의 작용은 개인차가 ('프롤로그'에서는 꽃이 피는 수로서 설명했다) 있으므로 일률적인 성교의 횟수를 말하는 것은 의미가 없다. 성호르몬과의 관계가 지적되고 있는 질환은 암을 포함하여 여러 가지가 있으므로 이러한 질환을 예방하는 의미에서도 절제 있는 성생활은 필요하다고 할 수 있다.

23. 음부의 가려움증

축축하게 습하고 가려움을 느끼는 유형과 피부가 건조하여 부스러져 떨어지며 긁으면 분비액이 나는 유형이 있다. 전혀 반대인 것같이 보이나 실은 기본적으로 양쪽 유형의 병인은 같다. 어느 것이나 '습열'에 의한 것이다. 피부 표면(표피)까지 '습사'가 침출하여 있는가, 표피의 한층 밑에 습사가 체류하고 있는가의 차이이다. 병인이 같으므로 당연히 치료 방침도 같다.

약간 전문적인 이야기가 되는데, 어떻게 양자의 치료를 바꾸는가 하면 치료의 기본이 되는 습사를 제거하기 위한 약 종류 중에 약 전체를 그 작용 부위(표피나 기표에 따라)에 끌어들이기 위한 약(인경약)을 첨가하는 것이다.

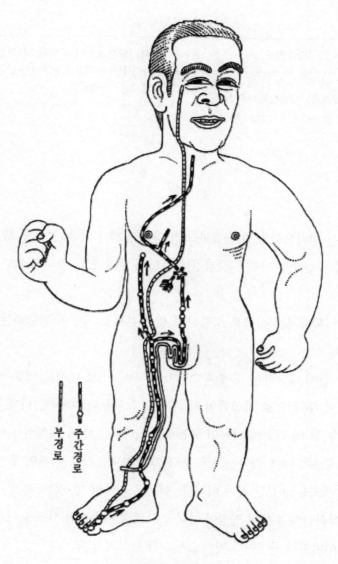

부
경
로

주
간
경
로

족궐음간경(足厥陰肝經)

오장육부 28~29쪽 참조.

간(肝) 오장의 하나. 노여움·스트레스 등과 밀접한 관계가 있으며 자율신경적인 개념을 포함한다.

신음허(腎陰虛) 신의 음액 부족 상태.

음부는 경락으로 보면 간경과 가장 깊은 관계가 있다(137쪽의 그림 참조). 따라서 음부의 가려움은 간경에 습열이 고여 있는 경우에 의한 것이 많다.

중국의학에서는 신체를 상중하의 세 부분으로 나누어 판단하는 경우가 있다.

늑골 밑에 해당하는 곳에 횡격막이 있다. 그리고 대체로 배꼽 선을 취하여 이 두 선으로 상중하의 세 부분으로 나눈다. 내장을 나타내는 '오장육부'를 이 삼초에 나누어 구분하는데, 가령 '간'에 대해서는 역사적으로 중초(中焦)에 속하는가 하초(下焦)에 속하는가로 의견이 갈라진 것처럼 반드시 고정된 것이 아니다. 더욱 주의해야 할 것은 이 장부는 서양의학적인 해부상의 명칭이 아니고 오히려 기능적인 사고를 다분히 함유한 이미지의 산물이란 것으로 인식할 필요가 있다.

그런데 음부는 하초에 속하므로 음부의 습진에 대해서는 같은 하초에 속하는 신하고의 관계에서 설명되는 경우도 있다. 어떤 것인가 하면, 가령 '신음허'인 체질의 사람은 원래 음부에 습기가 많다고 생각되며 더불어 습열을 함께 갖고 있다면 심한 가려움을 호소하게 되는 것이다.

간하고 관계가 깊은가 신하고 관계가 깊은가 그 밖의 소견으로 판단하여 진찰할 수밖에 없다. 어쨌든 문제가 되는 것은 습열이므로 치료는 습열을 제거하는 처방과 함께 간 혹은 신에 작용을 끌어드리는 인경약(引經藥)을 사용하게 된다.

의이인(薏苡仁)·황백·창출의 배합, 산귀래·차전초·차전자·지부자·인진고(茵蔯膏) 등으로 습열을 제거한다.

내복약 이외에 사상자(蛇床子)·위령선(威靈仙)·고삼(苦蔘)·당귀(當歸) 등을 배합한 처방을 달여, 국부를 씻어주는 방법도 사용된다.

24. 가슴이 두근거리고 숨이 차며 맥박이 불규칙하다

계단을 좀 오르내리기만 해도 숨이 차거나 가슴이 두근거림을 느끼고 때로는 맥박이 뛴다고 호소하는 사람은 의외로 많다.

이러한 경우에 통상의 심전도검사 이외에 24시간 심전도 등 여러 가지 검사를 하나, 그것으로도 뚜렷한 이상이 발견되지 않아 걱정할 것 없다는 말을 듣는 사람도 많은 것 같다.

그런데 걱정할 것 없다는 말을 들었음에도 불구하고 혹시나 심장이 멈추지 않을까 하는 불안감으로 고민하는 사람도 많은 것 같다.

서양의학에서는 이런 경우, 기질적(器質的)인 이상이 없으므로 치료할 필요가 없다고 하며 전혀 치료하지 않는 일이 가끔 있다. 그러나

기허(氣虛) 기의 양이 부족한 상태.

혈열(血熱) 혈에 열사가 존재하는 병리 상태. 피부염·열증 등의 증상을 나타낸다.

심장이 멈추는 것이 죽음이란 것은 누구나가 알고 있으므로 약간의 부조가 있어도 심리적인 중압감은 크다. 될 수 있는 대로 빨리 부조화를 없애는 것이 불안을 없애는 가장 유효한 수단이라고 할 수 있으므로, 정신적인 안심감을 주는 것도 치료에 겸하여 의사의 중요한 직무라고 할 수 있다.

조금 걷거나 계단을 오르면 숨이 차는 것은 기의 작용이 부족하기 때문이다. '기허'에 대한 기본 처방인 사군자탕 가감이나 인삼양영탕 가감이 좋다.

동계도 큰 소리를 들었을 때나 놀라서 당황하는 일로서 생기는 일시적인 경우는 치료할 필요가 없으나 이런 일이 계기가 되어 동계나 결체가 며칠 동안 계속되거나, 초조감이 생겨 꾸준하게 있을 수 없다든가, 밤에도 깊은 잠을 잘 수 없고 가위눌리는 것 같은 경우에는 주사안심환(朱砂安心丸)이나 온담탕 + 창포·원지(遠志) 등을 중의학의 진단을 기준으로 하여 사용하는 것이 필요하다.

특히 뚜렷한 동기도 없이 서서히 진행하여 만성으로 경과하여 동계 이외에도 놀라기 쉽다든가 불면 등의 증상이 수반하는 경우는 심혈 부족에 의한 때가 많다. 산조인(酸棗仁)·복령(茯□)·당귀(當歸)·천궁(川芎)·원지(遠志) 등이 포함된 산조인탕이나 양심탕, 천왕보심단 등을 사용한다.

맥박이 불규칙할 때는 흔히 자감초탕(炙甘草湯)이 사용되지만 오히려 혈에 열이 생기는 경우가 많다. 이럴 때는 적작, 목단피, 황련, 천궁 등 '혈열'을 제거하고 혈의 흐름을 좋게 하는 생약재를 중심으로 처방하는 것이 좋다.

동계의 경우도 혈열이 아니고 병적인 수분이 고여 있는 것이 원인일 때가 있는데 이런 경우에는 자주 현훈(眩暈)이 따른다. 복령감초탕가감 등이 유효할 때가 많다.

기허(氣虛) 기의 양이 부족한 상태.

혈허(血虛) 혈의 양이 부족한 상태.

기·혈·진액(氣·血·津液) 각각 인체를 이루는 성분이다. 12~21쪽 참조.

습사(濕邪) 외인으로서의 습사를 가리키는 경우와 음식의 불섭생 혹은 다습한 환경하에서의 생활로 인해 체내에 생긴 병인을 가리키는 경우가 있다.

25. 불면에 자주 꿈을 꾸며 잠을 깊이 못 잔다

불면에는 잠들기 어려워 심한 경우에는 아침까지도 한잠도 자지 못하는 경우와 한밤중 2~3시에 눈이 뜨여 그 후부터는 몇 시간 동안 잠을 이루지 못하는 유형으로 대별할 수 있다.

전자는 '기허', 후자는 '혈허'인 때가 많다. 그러나 불면의 원인을 판단하는 것은 의외로 어렵고 중의학의 교과서에도 크게 여섯 종류로 나누어져 있다. 그리고 실제로는 이 여섯 종류의 병인 중 몇 가지를 겹쳐 가진 경우도 많으므로 치료는 환자를 주의 깊게 관찰한 다음에 하지 않으면 뜻대로 효과를 나타내기 어렵다.

꼭 언급해야 할 것이 있다. 그것은 여기에서도 바른 식생활이 중요하다는 것이다. 폭음 폭식을 계속하면 결국은 '기·혈·진액'의 모두를 손상되게 되며 병적인 수분이 고이므로 '습사' 때문에 맑은 기가 전신(특히 두부)을 돌지 못해 불면 혹은 역으로 항상 잠자고 싶다고 호소하게 된다. 이런 경우에는 온담탕에 창포·원지·하고초 등을 배합하면 효과적이다.

노인 등에서 자주 볼 수 있듯이 아침 일찍 잠이 깨어 곤란할 경우에는 귀비탕가감(歸脾湯加減)이 유효할 때가 많다. 이 귀비탕은 원래가 고민이 많거나 심신의 피로가 겹쳐 있는 경우나, 병후나 산후 등에 권태감·현훈·안색이 나쁘고 윤기가 없는 경우 등에 불면에만 한하지 않고 널리 쓸 수 있는 처방이다.

26. 식욕부진

어쩐지 몸의 상태가 좋지 않고, 식욕이 없고, 배도 고프지 않고, 어떤 음식을 조금만 먹으면 배가 더부룩하여 더 이상 먹을 수 없으며, 맛을 느낄 수 없어 무엇을 먹어도 같은 맛이며, 먹고 싶은 생각은 없으나 먹으면 제법 많은 양을 먹을 수 있다. 이처럼 같은 식욕부진 증상에도 그야말로 여러 가지 유형이 있다.

일반적으로 식욕과 관계되는 것은 '비위'의 기이다. 이 기가 부족한 경우와 기의 흐름에 이상이 있는 경우와 대별된다. 트림·딸꾹질·신물이 오르는 듯한 증상도 기 흐름의 이상에 의한 것이다.

결국 식욕의 이상 등 소화기의 병에 대한 치료는 비위의 기 부족을 보강하여 주는 것과 기의 흐름을 조절해 주어야 한다.

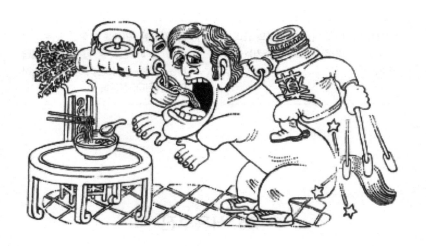

기의 부족을 보충하는 약의 대표적인 것이 한국산 인삼(홍삼, 백삼)이며 황기·복령·백출, 구감초(炙甘草) 등도 같은 계통이다.

본래 비위의 기능이 떨어진 사람에게 이러한 보약(보기약)만 사용하면 도리어 위가 거북하거나 헛배가 부르는 증상이 심해진다.

그런 것을 방지하기 위해서 반드시 소량 기의 흐름을 조절하는 이기약(理氣藥, 비유한다면 말을 달리게 하기 위해서는 당근만이 아니라 때로는 채찍질도 필요한데, 이 채찍질의 역할을 하는 것이 이기약이다)을 병용할 필요가 있다. 이기약에는 진피(陳皮)·목향(木香)·축사(縮砂)·생강(生姜) 등 이외에 생선회와 곁들여 먹는 자엽(紫葉)의 잎이나 씨·줄기, 무나 무씨 등이 있다.

보기약과 이기약의 관계를 말(馬)의 당근과 채찍질로 비유했는데 말채찍을 지나치게 사용하면 말이 지치듯이 이기약을 과용하면 비위의 기능을 손상하게 된다. 증상에 따라 보기약과 이기약의 비율을 적절하게 조정하는 것이 중요하다.

예부터 아이들의 소화기질환을 치료할 경우에 잊어서는 안 된다는 말이 있는데 그것은 아이들은 소화기 작용이 불충분한 데다 과식이나 과음으로 위 속에 음식물이 남아 있는 일이 많다는 것이다.

요즈음의 아이들을 보고 있으면 찬 음료를 자주 마시며 스낵류를 계속 먹고 있는 경향이 있으므로 더욱 이런 점을 유념할 필요가 있을 것이다. 맥아·신국(神麴)·산사자(山査子) 등 소화를 촉진하는 약을 함께 사용하면 좋다.

아이들은 아직 비위의 기능이 발달하지 않으며 특히 비위의 음액이 부족하다는 기본적인 특성이 있다. 상세한 것은 생략하지만 이 경우에는 산약·백편두 등 비의 음액을 보하는 약재·맥문동·사삼 등 위의 '음액'을 보하는 약재를 적당하게 사용하면 좋은 효과를 발휘할 수가 있다.

산약이란 것은 산우(山芋)를 말하므로 평소에 먹는 습관을 들이면 좋을 것이다.

열(사)[熱(邪)] 병인의 하나. 원인에는
기후 이상에 의한 경우와 음액 부족에
의한 경우와 신열의 식품을 과잉 섭취
했을 경우 등이 있다.

27. 변비

변비는 크게 실증과 허증의 두 가지로 구분된다. 즉, 어떤 병사(病邪)
가 가득 차 있으므로 변비가 된 경우와 신체의 체력이 없어 대변을 배
출하는 힘이 부족해서 생기는 두 가지이다.

사(邪)가 가득 찬 형태 중에서 가장 흔한 것은 '열사가 원인이다. 대
장에 열사가 넘치는 이유는 여러 가지인데, 급성으로 생기는 것으로는
열병에 의해 열이 울결한 경우이다. 이 경우는 대장에 열이 있는 증거
로서, 특히 혀의 심부에 황색 설태가 껴 있는 것이 필요조건이 된다. 따
라서 만성 변비인 사람도 설태가 황색일 때는 열사가 가득 찬 유형으로
봐도 무방하다.

이 열사충만형의 변비일 때 사용되는 약물로 흔히 변비에 유효한

한방약재로 여겨지고 있는 많은 것이 포함된다. 대황·알로에·약모밀 등이다.

그런데 이 열사에 의한 변비에 대해 쓰이는 약재들은 신체를 차게 하는 작용이 심하고 또한 '진액'을 손상시키는 것이 많으므로 주의가 필요하다. 특히 본래 진액이 부족한 '혈허'·음허의 체질인 사람에게는 충분히 주의를 요하면서 사용해야만 한다. '음액'을 보강하는 작용이 있는 현삼(玄蔘)·맥문동(麥門冬)·지황(地黃) 등과 함께 대황을 쓰는 것이 안전하다. 대표적인 처방으로 증액승기탕(增液承氣湯)이 있다.

사가 충만한 유형 중에서 두 번째로 많은 것이 기의 체류에 의한 것이다. 옆구리가 결려 고생하는 증상이 따른다. 기의 흐름을 원활하게 지실(枳實)·목향(木香)·오약(烏藥)·빈랑(檳榔) 등의 한약재를 배합한다.

의외로 많은 것이 냉에 의한 변비이다. 차가운 음식물을 과식하거나 직접 배를 차게 하므로 흔히 설사를 하는 일이 많지만 어떤 유형의

신양(腎陽) 명문지화라고도 한다. 신을 이루는 성분의 하나. 상세한 것은 37~42쪽 참조.

비양(脾陽) 비의 양기.

명문지화(命門之火) 신양을 말한다. 이 화가 적어진 상태가 신양허이며 냉증 등의 증상을 나타낸다.

허증(虛症) 정기가 부족한 상태.

경우는 반대로 변비가 되기도 한다. 가벼운 복통이 있지만 따뜻하게 해주면 상쾌해진다. 이 경우는 앞에서 말한 대황류의 약재는 금기이다. 이 냉비(冷祕)는 본래 '신양(명문지화)'이나 '비양'이 부족한 사람에게 생기는 일이 많다. 따라서 이것은 '허증'형으로 분류하는 것이 적당할지도 모른다. 인삼·백출·황기 등의 비기·비양을 보강하는 약물이나 육종용(肉蓯蓉) 등의 신양을 보하고 또한 변을 무르게 하는 작용이 있는 약을 적당히 배합한다.

　허증형의 변비 중에서 가장 많은 것이 앞에서도 언급한 혈허·음허를 기본으로 가진 사람들인데 딱딱한 변을 보는 경우가 많다. 음액이 부족하면 장관(腸管) 속이 습윤하지 못해 변비가 되기 쉽다는 이유 때문이다. 음액을 보하고 또한 변을 무르게 하는 작용을 겸하는 당귀·하수오·아교(阿膠)·흑지마(黑芝麻)·호도육(胡桃肉)·마자인(麻子仁) 등을 사용한다.

　일반적으로 여성에게 변비가 많은 것 같은데, 이는 혈허인 사람이

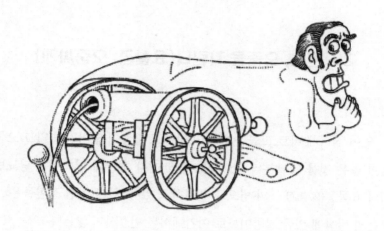

여성에 많기 때문이다. 이런 경우에는 몇 번이고 되풀이하지만 대황·알로에 같은 하제(下劑)를 반복 사용하면 더욱더 음액을 손상하고 일시적으로는 효과가 있어도 결국은 상태를 악화시켜 이로 인해 변비도 악화되고 치료도 어렵게 된다.

28. 빈뇨, 오줌을 지린다(요실금, 오줌싸개)

입이 심하게 마르고 물을 한없이 마셔도 갈증이 없어지질 않고 오줌 양이 많은 것을 옛날부터 '소갈병(消渴病)'이라 했는데 현대에는 당뇨병 이나 요붕증(尿崩症) 등의 병으로 생각하고 있다. 물론 이런 질환들은 호르몬의 이상에 의한 질병이므로 여기에서는 언급하지 않는다.

소변을 자주 보는 것과 함께 배뇨통(排尿痛)이나 잔뇨감(殘尿感)이 갑자기 시작되었을 때는 방광염이나 요도염 등의 감염증 등일 때가 많으므로 역시 여기서는 제외한다.

빈뇨는 크게 나누어 주간의 빈뇨와 야간의 빈뇨가 있다. 또한, 보통은 가벼운 잔뇨감을 만성적으로 수반하는 때가 많다. 주간의 빈뇨에는 오줌을 지린 경험이 있기 때문에 그 공포감에 방광에 충분하게 오줌이 고여서 요의(尿意)를 느끼기도 전에 화장실로 가게 되는 심리적인 요인이 포함되는 경우도 있다.

서양의학적 사고로는 방광의 위축 같은 경우를 제외하면 남성의 경우는 전립선의 비대가 관계되는 일이 많고, 여성의 경우는 요루(尿漏)에 관련된 심리적 측면이 강한 것 같다.

중국의학에서는 신허(腎虛)와 관련지어 생각하는 때가 많은 것 같다. 신허에도 특히 '신양'이 부족한 '신양허'라고 부르는 상태가 많으나 이

신양(腎陽) 명문지화라고도 한다. 신을 이루는 성분의 하나. 상세한 것은 37~42쪽 참조.

신양허(腎陽虛) 신의 양기가 부족한 상태.

명문지화(命門之火) 신양을 말한다. 이 화가 적어진 상태가 신양허이며 냉증 등의 증상을 나타낸다.

신음허(腎陰虛) 신의 음액이 부족한 상태.

신수(腎水) 신음과 같다.

경우 열의 근원인 신양(명문지화)이 부족하기 때문에 전반적으로 신체가 차져서 그 결과 빈뇨가 된다고 생각한다. 그러므로 이때의 오줌은 냉증을 표현하듯 맑은 물처럼 별로 색깔을 띠고 있지 않은 일이 많다. 오줌색이 누런빛이 진하다든가 때로는 붉은기를 느낀다든가 하는 경우에 신양허라고 진단하는 것은 위험하다. 오히려 '신수'가 부족한 신음허라고 생각할 수 있다. 그러나 보통은 신음허로서는 빈뇨를 호소하는 일이 별로 없는 것 같다.

오줌 양이 적은데도 참지 못하고 아랫배가 거북함을 느낀다고 호소하는 여성은 스트레스 등을 배경으로 하는 간기의 울체가 근원에 깔린 경우가 많은 것 같다. 소요산에 차 전차를 가미하여 처방하면 좋지만, 오줌이 흐르는 것을 방지하는 작용이 있는 고삽약(나중에 설명)을 사용해서는 안 될 것 같다.

신양허에 의한 빈뇨의 특징은 오히려 야간 빈뇨에 있다. 심한 사람은 한 시간마다 하룻밤에 5~6회 화장실에 가며 게다가 매회 오줌이 나온다고 호소한다. 오줌을 모아 측정해 보면 주간보다 야간 쪽이 많을 때도 자주 있다. 야간의 빈뇨가 괴로운 것은 그것 때문에 불면이 되는 것이다. 숙면감이 없다는 것은 실제 이상으로 심리적으로 신체를 피곤하게 하므로 가급적 빨리 그 괴로움에서 해방해 주어야 할 것이다.

신양허에 의한 빈뇨의 대표적 처방은 팔미지황환이다. 구성하는 약물들의 역할을 보면 부자(附子)와 육계(肉桂)로 부족한 신양을 보하고 신체를 따뜻하게 하며 산수유(山茱萸)의 고삽작용으로 흐르는 것을 막는 역할을 한다.

고삽작용(固澁作用)이란 오줌이나 정액의 새는 것이 심할 경우에 그것을 막는 작용을 말한다. 감실(芡實)·오미자(五味子)·금앵자(金櫻子)·복분자(覆盆子)·보골지(補骨指) 등의 고삽약에서 적당히 골라 가미하면 좋다.

아이들의 아뇨에는 기본이 되는 체질 부족에 대한 치료 처방에 복분자, 상표초(桑螵蛸) 소회향(小茴香) 등을 첨가하지만 침구 등을 병용하는 것이 좋다.

29. 월경통, 배란기의 통증

일반적으로 월경 기간 중 하복부나 허리가 약간 저리거나 아픈 것은 정상이다. 그러나 그 통증이 심해져 학교나 직장을 쉴 정도일 때는 간단히 진통제를 복용하여 그 순간을 넘길 것이 아니라 그 원인을 규명하여 치료할 필요가 있다.

매월 심한 정도가 똑같다고 하는 사람도 있겠으나 보통은 달에 따라 통증의 정도가 다른 사람이 많은 듯하다. 이 경우에도 기후나 여러 가지 스트레스가 관련되는 사회생활의 변화가 통증의 정도에 영향을 준다고 생각할 수 있으므로, 특히 통증과 관련되는 점이 어떤 것인가를 찾아내 진단이나 치료에 도움이 되도록 할 필요가 있다. 월별로 증상에 변화가 있더라도 기본적인 치료 방침은 변함이 없는 경우

기체(氣滯) 기의 흐름이 멈추고 있는 병리 상태. 기울(氣鬱)이라고도 한다.

기·혈·진액(氣·血·津液) 각각 인체를 이루는 성분이다. 12~21쪽 참조.

열(사)[熱(邪)] 병인의 하나. 원인에는 기후의 이상에 의한 경우와 음액의 부족에 의한 경우와 맵고 더운 음식물을 지나치게 섭취한 경우 등이 있다.

한사(寒邪) 병인의 하나. 일반적으로 지속적인 추위의 침범에 의하지만, 지나치게 찬 식품의 과다 섭취나 인체의 양기 부족에 의해 서서히 체내에 축적되는 경우도 있다.

가 대부분이다.

변인의 주(主)가 '허'인지 '실'인지 또는 한(寒)과 열(熱) 어느 쪽이 증상에 영향을 미치고 있는가 등을 분석하는 것이 필요하다. 그리고 나아가서 기체나 어혈이 관련되는지의 여부에 대해 검토하는 것도 중요하다.

'실(實)'이란 것은 병사가 충실해 있다는 것으로 그 사가 많을수록 통증의 정도도 심하며 아픈 부위를 만지는 것도 싫어하는 일이 많다. 한편, '허(虛)'는 '기·혈·진액' 중에 어느 것인가의 부족한 것으로 질금질금 아픈 것 같은 때가 많고 환부에 손을 대 만지면 통증이 부드러워지는 경우도 있다.

'실'에 의한 통증의 원인으로서는 '한사'에 의한 것, '열사'에 의한 것, 기체(氣滯)에 의한 것이 있다.

한사에 의한 통증은 신체를 내부에서 냉하게 하여 그로 인하여 혈액 어혈(瘀血) 혈의 병적인 상태. 혈액 자체의 이상이나 혈관의 연약성 등을 나타낸다.

혈열(血熱) 혈에 열사가 존재하는 병리 상태. 피부염·열증 등의 증상이 나타난다.

간(肝) 오장의 하나. 노여움·스트레스 등과 밀접한 관계가 있으며 자율신경적인 개념을 포함한다.

순환이 저해되어 어혈이 생겨 통증을 일으키게 하는 것으로 원인은 얇게 옷을 입었거나, 여름에 에어컨을 세게 틀어 놓은 방에 오랫동안 머물렀거나 혹은 찬 음식물을 상용하거나 하는 것을 들 수 있다. 특히 최근 유행하는 샐러드 중심의 식사는 흔히 샐러드로 먹을 수 있는 야채나 과일 등은 그 성질이 서늘하거나 찬데, 즉, 신체를 냉하게 하는 것이 많으므로 건강한 스타일이라고 생각하고 있으나 실은 반대로 신체를 해치는 원인일 경우도 생겨날 수 있으므로 주의가 필요하다.

그리고 이처럼 신체 내의 냉기는 더욱 월경 주기에 영향을 끼쳐 일반적으로 월경 주기가 늦어지기 쉬운 경우도 생긴다.

한사에 따라 혈의 운행이 저해되어 '어혈'이 생겼을 때 치료에 사용되는 생약재로는 몸을 따뜻(溫)하게 하여 혈의 순환을 촉진하는 작용이 있는 당귀·천궁·숙지황·작약·포황·유향·몰약·현호색 등이 중심이 된다. 일반적으로는 이러한 것을 배합하여 달인 약물로 사용하지만, 특수한 사

간열(肝熱) 거의 간화와 같은 의미이나 그 정도가 약간 경미하다. 안절부절못하는 등의 스트레스가 계속되는 것으로 생기는 일이 많다.	**간화(肝火)** 심한 노여움 등에 의해 유발되는 간의 병리 상태의 하나. 현훈·이명 등의 증상을 일으키는 경우가 많다.	**습사(濕邪)** 외인으로서의 습을 가리키는 경우와 음식의 불섭생 혹은 다습한 환경하에서의 생활로 인해 체내에 생긴 병인을 지칭하는 경우가 있다.

용법으로는 육계·오수유·소회향 등 신체의 내부를 따뜻하게 하는 작용이 강한 생약재를 가루로 하여 혼합해서 따뜻한 술로 반죽하여 밤에 잘 때 배꼽에 붙여 두었다 아침에 떼 내는 방법이 있는데 의외로 유효하다.

열사에 의한 월경통의 원인으로서 많은 것은 '혈열'이다. 혈열에 대해 설명하면 만성적으로 계속되는 안절부절못하는 증상은 오장 중에서도, 특히 '간'에 영향을 끼친다는 것은 '프롤로그'에서 언급했다. 안절부절못하는 증상이 계속되므로 '간열'·'간화'라 부르는 내열 상태를 유발한다.

또한, 음식 면에서 열이 생기는 원인으로 들 수 있는 것은 우선 열이 생기는 성질이 있는 매운 것을 과식한 때이다. 또, 보다 중요한 것은 여러 가지 음식이나 생 야채·과일을 과잉 섭취하여 서서히 '습사'가 정체되고 이것이 오랫동안 머무르면 열로 변환하는데 이것을 습열이라

진액(津液) 인체의 구성 성분 중 하나. 혈과 겸하여 음액이라 부른다.

신(腎) 오장의 하나. '선천지본'이라고 부르기도 하며 기본적인 생명력을 의미한다. 상세한 것은 24~28쪽 참조.

양기(陽氣) 기는 양에 속하므로 흔히 양과 기는 병칭된다. 음액에 대응하는 용어.

부른다.

간열이나 습열이 언제나 몸속에 있는 상태가 계속되면 서서히 혈에 영향을 미쳐 혈열이라 부르는 상태가 된다.

또한, 사우나 등으로 쓸데없이 땀을 흘리는 일을 계속하거나 상처나 수술 등으로 다량 출혈하는 것은 땀(汗) 즉, '진액'으로 생각되므로 혈과 진액이 부족한 상태라고 할 수 있다. 혈과 진액은 음액이라고 총칭되므로 결국 이런 것의 부족 상태는 음액 부족(음허)을 초래한다.

'프롤로그'에서 '신'을 예로서 설명했듯이 음액이 부족하면 상대적으로 '양기'가 왕성해지므로 신체 내에 열이 점점 생겨나게 되는 것이다.

이처럼 혈열이 생겼을 때는 통증 이외에도 월경이 일찍 오거나 혈량이 많아서 아주 짙은 붉은색이나 자색의 핏덩어리가 나오기도 한다.

혈열에 대한 치료는 건지황·현삼·목단피·적작약·자초근·서초근 등을 배합하여 달여 먹는다.

언제나 안절부절못하거나 화만 나 있으면 간에 영향을 미쳐 기의 흐름이 정체되어 월경 전에 유방이 팽팽해지거나 통증을 느끼며 월경기에는 하복부의 뻗치는 듯한 통증이 심해지는 일이 많다. 이런 경우에는 사역산이나 소요산에 현호색·천련자 등을 가미하면 효과적이다.

'허'의 상태에 의해 야기된 통증, 즉, 기허나 혈허가 기본인 경우는 통증의 정도가 심하지 않다. 단지, 2차적으로 기허의 경우는 한사를, 혈허의 경우는 열사를 수반하기 쉬우므로 그 때문에 통증의 정도가 심해지는 일이 있다.

기허의 경우는 식욕이 없거나 무른 변이나 설사를 하기 쉽다. 땀을 흘리고, 감기에 걸리기 쉬운 등의 증상이 있으며 혈허의 경우는 빈혈이거나 안색이 어쩐지 노랗고 머리털도 윤기가 없고 잘 빠진다. 손톱의 색깔이 좋지 않고, 갈라지거나 주름지기 쉽고 대변이 굳거나 배설되지 않는 등의 증상이 있다.

'기허'일 때는 인삼·황기·복령·백출·구감초 등을, '혈허'일 때는 숙지황·하수오·당근·아교 등을 중심으로 하여 처방한다. 한사나 열사가 함께 있을 때는 이러한 기본 처방에 각각의 상태에 대응하는 생약재를 가미한다.

또한, 배란기에 통증을 호소하는 사람이 있는데 근본 사고는 월경기와 같으므로 진단을 정확하게 하여 치료를 하면 된다.

30. 임신 중의 구토, 변비, 설사

경미한 입덧은 자연스러운 것으로 특별하게 치료할 필요는 없으나
입덧이 빈번하고 원기가 부족한 경우에는 구토 기운을 억제하는 작용
이 있는 반하·죽여(竹茹)·비파엽(枇杷葉)·생강 등을 배합하여 처방한다. 빈
번한 구토로 이미 신체의 진액(위액)이 상실된 경우에는 '진액'을 보충하
는 작용이 있는 맥문동·과루근(瓜蔞根)·산약·사삼·석곡 등을 적절하게 가
미한다.

임신 중의 변비는 혈허로 인한 경우가 많으므로 보혈 작용과 통변
작용을 겸하는 당귀·하수오·숙지황·흑지마 등을 다량으로 사용하는 데
체력을 보강하는 작용과 변비를 해소하는 작용이 함께 있어서 효과적
이다. 주의할 것은 임신 중 변비가 있을 때는 대황·알로에·망초(芒硝) 등,

흔히 쓰이는 하제는 사용해서는 안 된다. 그 까닭은 이러한 하제를 사용하여 설사하면 그 영향이 태아에 미쳐 유산할 염려가 있기 때문이다.

임신 중에 자주 설사를 하며 복통이 수반될 때는 유산할 염려가 있는 위험한 증상으로 생각해야 한다. 특히 식욕의 유무, 배뇨의 원활 여부, 복통의 유무, 열의 유무, 배변이 시원스럽지 못하고 빈번히 화장실에 가는가 하는 다섯 가지 점을 검토하여 충분히 치료할 필요가 있다. 어쨌든 주치의의 진찰 진료가 필요하며 함부로 치료해서는 안 된다.

31. 젖이 나오지 않는다, 유방통, 젖을 짜면 기분이 나빠진다

유즙은 기혈이 충분해야 비로소 나온다고 생각할 수 있다. 따라서 유즙이 충분하게 나오지 않거나 유방이 팽창되지 않는 것은 혈기가 부족함을 의미한다. 인삼·황기·당귀·맥문동 등으로 기·혈·진액을 함께 보하고 나아가서 길경(桔梗)·목통(木通)·천산갑(穿山甲)·왕불류행(王不留行) 등, 유즙을 나오게 하는 작용이 있는 생약재를 첨가하면 효과적이다.

유방이 부어 아픈 것은 '월경통'의 항에서 설명한 것과 같이 '간기'의 흐름이 정체되는 경우가 많다. 육아하는 데 어려움이 있겠지만 당황하지 말고 마음을 편하게 하는 것이 무엇보다도 중요하다. 시호·향부자 등을 앞에서 열거한 생약재와 함께 사용하면 좋다.

혈허(血虛) 혈의 양이 부족한 상태.

통증이 심하고 염증이 있으면 포공영(蒲公英)·연교(連翹)·금은화·황금·인진고(茵蔯膏)·차전자(車前子) 등의 청열 해독 이뇨 작용이 있는 약물을 배합하여 치료한다.

유즙을 짜면 어지럽거나 기분이 나빠지는 것은 유즙 즉, 혈로 생각하므로 '혈허'에 의한 증상이다. 원래 혈허였든가 분만 시의 출혈이 많고 그 후 혈액의 재생이 제대로 이루어지지 못해 혈허의 상태가 계속되면 이러한 증상을 호소하게 된다. 사물탕 등의 보혈약으로 회복될 수 있다.

혈허(血虛) 혈의 양이 부족한 상태.

32. 손톱의 이상

손톱의 색깔이 희고 입술이나 안색도 창백한 것은 '혈허'의 증상이다. 손톱이 희고 두껍게 되어 있는 것은 혈허가 심한 경우이며 난치이므로 꾸준히 치료를 계속해야 하며 사물탕 등의 보혈약을 투여한다.

손톱 색이 청자색인 것은 어담 때문이다. 배경이 되는 것이 냉증인지 열증인지를 판별하여 치료해야 한다.

손톱에 관한 진단책이 중국에서는 출판됐다. 여기에 의하면 손가락에 따라 이상이 나타나는 내장이 다르다고 한다. 주의해서 보니 몇 사람의 환자에서 이 책에 기록된 사실을 증명할 수 있는 소견이 발견되어 앞으로 더욱 검토할 가치가 있을 것 같다. 각각의 손톱이 세분되어 개개인의 장기에 대응하게 됐는데 대체로 말하면 엄지는 머리와 얼굴,

인지는 흉부에 있는 심장·폐·식도 등 상지, 중지는 상복부에 있는 내장, 약지는 하복부에 있는 내장, 말지는 하지의 이상을 나타낸다고 기록되어 있다. 여기에서 말하는 내장 등은 서양의학의 해부학에 기초하는 것이다.

손톱에 주름이 잡히거나 흑점 등이 나타났을 때는 관련하는 장기 등에 이상이 없는지 검사하는 것도 의미가 있을 것이다. 그러나 손톱에 의한 진단도 하나의 참고 의견으로 여기고 어디까지나 사진(四診)에 기초하여 종합적으로 진단하는 것이 중요하다.

손톱이 전체로 갈라지기 쉬운 것은 혈허에 의하지만 손톱은 특히 '간'과 관련되어 있으므로 간혈을 보하는 당귀·하수오·숙지황·아교 등을 사용한다.

신(腎) 오장의 하나. '선천지본'이라 부르며 기본적인 생명력을 의미한다. 상세한 것은 24~28쪽 참조.

혈허(血虛) 혈의 양이 부족한 상태.

신양(腎陽) 명문지화라고도 한다. 신을 이루는 성분의 하나. 상세한 것은 37~42쪽을 참조.

기허(氣虛) 기의 양이 부족한 상태.

33. 현훈, 현기증

서양의학적으로는 내이에 신체의 평형을 유지하는 작용을 하는 삼반규관(三半規管)이나 이석(耳石)이 있다. 역시 내이에 있는 와우(蝸牛)는 청력을 유지하는 데 중요하므로 현훈은 보통 이비인후과에서 다룬다. 중국의학에서도 "신은 귀에서 열린다"라고 하며 난청·이명과 함께 현훈도 신과의 관계에서 설명하는 일이 많다.

그러나 모두가 '신'으로 설명될 수 있는 것은 아니며 기혈의 부족에 의한 경우도 있다. 특히 현기증은 이 경우가 많다.

사진에 의해 원인이 '기허'인가 '혈허'인가, 신허라도 '신양'의 부족인가 '신음'의 부족인가를 진단하여 치료하는 일이 필요하다.

현훈의 원인으로서 또 한 가지 잊어서는 안 되는 것이 있는데 그것

신음(腎陰) 신수라고도 한다. 신을 이루는 성분의 하나. 상세한 것은 37~42쪽을 참조.

습사(濕邪) 외인으로서의 습을 가리키는 경우와 음식의 불섭생 혹은 다습한 환경하에서의 생활로 인해 체내에 생긴 병인을 지칭하는 경우가 있다.

담음(痰飮) 여기서는 습사와 같은 의미로 사용했다. 음식의 불섭생이나 다습한 환경하에서 장기간 생활함으로써 여러 가지 질병을 야기하는 병인을 만드는 것을 말한다.

은 '습사'·'담음'에 의한 경우이다.

　몇 번이나 다루었듯이 기본은 음식의 불섭생이므로 약을 생각하기에 앞서 우선 식생활을 바르게 하는 것이 중요하다. 이때 쓰이는 처방으로는 영계출감탕(苓桂朮甘湯)이나 반하백출천마탕(半夏白朮天麻湯)·택사탕(澤瀉湯) 등이 있다.

34. 아침에 좀처럼 일어날 수 없거나 기분이 맑지 않다

서양의학에서는 이러한 증상을 일반적으로 저혈압과 관계된다고 보는데 중국의학에서는 '기허'·'혈허'에 의한 것이 많다고 생각한다. 당연히 그 외의 기허·혈허를 상기시키는 증상이 있을 터이니 종합적으로 진단하여 적절한 약을 사용하면 서서히 원기를 회복하고 이 문제도 해결되리라 생각한다.

그러나 심한 경우에는 배경에 정신적인 문제가 얽혀 있는 경우도 있을 것이므로 필요에 따라 전문의와 상담하는 것도 좋을 것이다.

기·혈·진액(氣·血·津液) 각각 인체를 이루는 성분이다. 12~21쪽 참조.

오장(五臟) 간·심·비·폐·신의 다섯 장기. 서양의학의 해부 장기하고는 전혀 다른 것으로 부위를 나타내기보다는 기능적 존재로 생각해야 한다.

35. 건망증, 치매

알츠하이머(Alzheimer)병 등 노인의 치매는 커다란 사회문제가 되었다. 단순한 건망증도 기본적으로는 같은 사고에서 치료를 할 필요가 있을 듯하다.

건망증의 문제가 되는 나이는 일반적으로 신허가 시작되는 나이 때에 가까우며, 아직 젊은데도 건망증이 심한 경우에는 뇌종양 등의 기질적(器質的)인 장애를 의심하여 검사해 볼 필요가 있다.

기본적으로 모든 장부가 정상으로 작용하기 위해서는 기·혈·진액이 충분해야 한다. 따라서 '기·혈·진액'의 어딘가 부족하면 모든 장부의 작용은 저하한다고 볼 수 있다. 중국의학에서는 뇌 자체도 하나의 부(腑)로서 생각하지만, 기능적인 의미에서의 중추신경계의 작용은 '오장' 모두에 분할되어 포함된다고 생각해야 할 것이다. 이러한 의미를 다시 말하자면 다음과 같은 말로 표현할 수 있겠다. "장은 사람의 신기(神氣)를 저장하는 곳이다. 간은 혼(魂)을 저장하고, 비는 의(意)와 지(智)를 저장하고, 신은 정(精)과 지(志)를 저장한다."[난경(難經)]

이처럼 모든 장부와 관계한다고는 해도 역시 특별히 관련이 깊은 장부는 '신'이다. 신의 작용을 나타내는 중의학의 문귀에 "신은 수(隨)를 다스린다"라는 것이 있다. 수라는 것은 골수를 의미함과 아울러 뇌척수계의 중추신경계의 개념이 포함되어 있다.

사진에 근거하여 '신음허'인가 '신양허'인가를 판별하여 처방을 사용하면 좋다. 단지 그때 뇌에 맑은 기가 순환할 수 있도록 하고 탁한 기를 제거한다는 사고로 창포·백지·고본·사향 등을 첨가하면 좋다.

방금 이야기한 "맑은 기가 돌도록 하고 탁한 기를 제거한다"라는 기본적인 사고는 뇌에 한하지 않고 맑은 구멍(竅)에 있는 모든 감각기관(시

진액(津液) 인체를 이룩하는 성분 중 하나. 혈과 병합하여 음액이라 칭한다.

습사(濕邪) 외인으로서의 습을 지칭하는 경우와 음식의 불섭생 혹은 습한 환경하에서의 생활로 인해 체내에 생긴 병인을 표현하는 경우가 있다.

각·청각·미각·후각)에 해당한다. 탁기(濁氣)가 청규(淸竅)를 막아버리면 그 작용이 저하된다는 생각에서 건망증도 탁기가 문제가 될 수 있다. 지금까지 탁기라고 말했지만 실제로는 기뿐만이 아니라 탁한 혈이나 '진액'이라도 무방하다. 즉, 어혈이나 '습사'·담음이 정규를 막는 경우도 있는 것이다.

어혈이 원인이 되어 건망증이나 치매를 유발한다고 생각될 때에는 통규활혈탕(通竅活血湯)이라는 처방이 좋다. 담음 등이 원인인 경우는 이진탕(二陣湯)이나 온담탕(溫膽湯)을 기본으로 하여 창포·원지·백지·난초·사향 등을 가미한다.

36. 차멀미

어릴 적부터 차만 타면 고통받는 경우가 있지만 어느 날 갑자기 승차 시에 현기증을 일으킨다는 사람도 있다.

승차 시 현기증의 원인으로 가장 많은 것은 '담음'이다. '현기증, 치매'의 항에서 설명한 것처럼 이진탕(二陣湯) 등을 기본으로 하여 난초·창포 등을 가미하면 좋다. 물론 음식의 절제가 중요하며 이런 처방으로 담음을 없앤 다음 근본적인 '비허'를 치료할 필요가 있다. 아이 때부터 차를 타면 고통스러워한다는 것은 역시 비허가 원인일 경우가 많다고 생각되므로 이때도 역시 육군자탕이나 사군자탕 혹은 보중익기탕 등을 사용하면 좋다. 아이라 할지라도 담음을 수반하는 경우에는 여기서부터 치료하는 것은 당연하다.

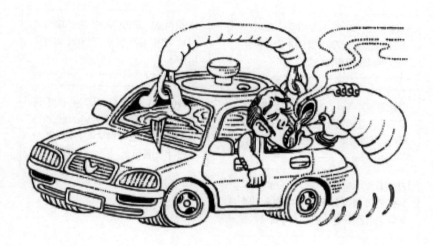

간(肝) 오장의 하나. 노여움·스트레스 등과 밀접한 관계가 있으며 자율신경 적인 개념을 포함한다.

내열(內熱) 무엇인가의 원인에 의해 신체 내에 생긴 열사. 허열과 실열로 나눈다.

간열(肝熱) 거의 간화와 같은 뜻이나 그 정도가 약간 가볍다. 안절부절못하는 스 트레스가 계속되어 생기는 경우가 많다.

음액(陰液) 인체를 이루는 성분 중 '혈'과 '진액'을 합친 개념. 대립하는 용어는 양기. 흔히 장부와 결합하여 사 용된다. 신음허 등.

간화(肝火) 심한 노여움 등으로 유발 되는 간의 병리 상태의 하나. 현훈·이명 등의 증상을 유발하는 경우가 많다.

37. 무기력, 흥분하기 쉽다

흥분하기 쉽다든가 화내기 쉽다는 것은 '간'의 작용이 저하했기 때 문이다.

복잡한 감정과 장부와의 연관성에 대해서는 '프롤로그'에서 설명했 다. 항상 안절부절못하거나 화만 내면 간에서 기의 흐름이 정체되어 서 서히 '간화'나 '간열'이라 부르는 내열 상태를 유발한다는 것도 이미 설 명했다.

간음허(肝陰虛) 간의 음액 부족 상태. 일반적으로는 신음허와 함께 나타나는 경우가 많아서 간신음허라고 부른다.

간신음허(肝腎陰虛) 간음허와 신음허를 말한다. 간과 신의 음액 부족 상태. 손바닥이나 발바닥의 열감, 불면, 발, 허리 등의 노곤함 등 다채로운 증상이 나타난다.

습사(濕邪) 외인으로서의 습을 말하는 경우와 음식의 불섭생 혹은 다습한 환경하에서의 생활로 인해 체내에 생긴 병인을 지칭하는 경우가 있다.

내열이 있으면 그 열로 인해 '음액'이 마르고 소모되어 결국 음액의 부족 상태가 된다. 상세한 것은 생략하지만 중의학의 이론에서 간은 오장 중에서도 특히 음액이 많이 소모되는 장기로 생각한다. 따라서 이러한 상황에서는 비교적 쉽게 간음허라고 부르는 상태가 되며 간의 음액이 부족하면 원래 간이 해야 할 역할을 못하게 된다. 흥분하기 쉽다든가 화를 잘 내는 증상은 그 결과의 하나이다. 이 악순환을 없애는 정신수양에 노력하지 않으면 '간음허'에서 나아가서 '간신음허'의 상태로 진행하여 매우 위중한 상태를 유발할 위험성이 나타난다.

무기력은 앞에서 다룬 '피로 권태감'하고 관계되므로 참고하기 바란다. 학교 수업에 흥미가 없어 공부에 열중할 수 없다든가, 근무에 아무런 매력을 느끼지 못해 어쩐지 기력이 솟지 않는다는 사람은 실제로 많다. 그러나 이러한 경우에 그 근본 원인을 찾아 해결해 나갈 수밖에 없다.

여기에서 다루고 싶은 것은 배경에 미병(未病)이 숨어 있어 그 때문에 무기력한 경우인데, 모든 미병 상태가 그 원인이 될 가능성이 있으므로 사진에 입각하여 진단하고 해결의 길을 검토할 수밖에 없을 것이다. 보통 '습사'가 관여하는 일이 많은 것 같다. 혀를 보아 지저분하고 끈끈한 태가 껴 있다면 습사가 존재하는 하나의 증거가 된다. 근본은 음식의 불섭생이므로 어디에 문제가 있는지 생활습관을 반성해 보는 것이 중요하다.

38. 배꼽의 때

옛적부터 "배꼽을 만지면 배가 아프니 배꼽 때를 없애면 안 된다"라고 말해 왔다. 사실, 배꼽을 만지면 배가 아프거나 설사를 하는 일이 많은 것 같다. 배꼽은 신궐(神闕)이라 매우 중요한 자리로 '생리통' 항에서도 언급했지만 생리통 중에서도 배의 냉감이 원인일 때, 신체를 따뜻하게 하는 작용이 있는 육계·오수유·소회향을 분말로 하여 따뜻한 술로 반죽한 뒤 배꼽 속에 넣는 특수한 치료방법이 있다. 간단한 방법이지만 의외로 효과적이다.

태아일 때 탯줄은 모친으로부터 성장에 필요한 영양물질을 받아들이고 불필요한 노폐물을 체외로 배출하는 생명줄이었다. 서양의학에서 배꼽은 단순한 흔적으로서밖에 인식하지 않지만 신궐이라는 어딘가 중요한 것 같은 이름을 붙인 동양의학 쪽이 바람직해 보인다. 배꼽의 작용에 대해서는 앞으로 더 검토할 필요가 있을 것 같다.

이런 의미에서도 배꼽을 불결하게 하는 것은 변비와 같이 인체에 나쁜 영향을 미칠 가능성이 있으므로 목욕할 때는 비누를 묻혀 깨끗하게 할 필요가 있다. 그러나 어느 날 갑자기 지금까지 쌓여 있던 때를 일시에 대청소하는 것은 결코 좋다고 할 수 없다. 지나친 자극을 신궐에 주는 결과가 되기 때문이다.

끝마치면서

　여러 가지 '병 아닌 병'을 다루었는데 원고를 써나갈수록 음식의 절제와 정신의 안정이 얼마나 중요한 것인가를 새삼스럽게 느끼게 되었다.

　결국 이 책에서 다루고 싶었던 내용은 신체 상태의 어딘가에 이상이 있다고 느끼는 상태, 즉, 한의학에서 말하는 '미병'을 어떻게 인식하는가 하는 것이다. 바꾸어 말하면 자신의 몸을 좀 더 아끼고 주의 깊게 관찰하여 조금이라도 빨리 이상을 알아차리는 것이 중요하다는 것이다.

　이 책에서 다루어진 병은 인식되지 않는 것 같은 증상의 뒤에 중대한 질환이 숨겨져 있을 수 있으므로 그러한 증상을 하나의 경종으로 하여 절제에 힘쓰는 것이 중요하다.

　자기의 욕구·본능대로 하고 싶은 일을 하여 자신이 자신의 목을 조여 수명을 단축시키는 사람이 매우 많다고 생각한다. 청빈이라든가 인내라는 단어가 사어가 되어 가는 듯한 사회에 과연 미래가 있는 것일까. 환경오염에 관심을 가지는 것은 나름대로 중요한 일이지만 무엇이든 남의 탓으로 돌리려는 풍조는 찬성할 수 없다. 현재와 같은 사회 풍조가 계속되는 한, 세계 유수의 장수를 자랑하는 일본도 그리 멀지 않은 장래에 몇 안 되는 단명국가가 될 위험성을 안는다. 더욱더 자신을 스스로가 소중하게 여겨야 하지 않겠는가. 자기반성을 포함하여 그렇게 말하고자 생각한다. 이 책이 조금이라도 도움이 되었다면 영광으로 생각한다.

그리고 이 책에서는 생약의 이름이나 처방명을 여러 가지 들었는데 어떠한 증상에도 여러 가지 원인을 고려할 수 있으므로 절대로 아마추어식 판단으로 약을 복용하지 않도록 당부드린다.

아직도 다루어야 할 '병 아닌 병'은 있으리라고 생각되므로 여러분의 연락을 바란다.

고다카 슈지

역자 후기

한의학이 이제야 깊은 심연(深淵)에서 두터운 각(殼)을 깨고 푸른 새 빛을 발하기 시작했다. 그러한 연유로 다음 세 가지를 들어 설명하고자 한다.

첫째, 크게는 이 학문에 전 세계인들의 관심이 집중된다는 사실이다. 그 것도 선진 문명국일수록 서양의학의 발달이 최고에 달한 곳일수록 더욱 그러한 경향이 있는데, 이는 첨단의학이란 종국적으로는 대치장기(代置臟器)의 인위적 이식(移植)으로 이어지며 치료가 극단적으로 세분되어 치료 약물의 효과보다 오히려 부작용에 더욱 많은 문제가 발생되어 새로운 약물 개발 차원에서 부작용이 적은 자연산인 초제(草劑) 즉, 한약재에 의한 치료를 선호한다.

둘째, 국내적으로 전 국민이 생활 수준의 눈부신 향상에 따른 각종 질병에 대한 지나친 우려로 건강에 관한 관심이 가히 폭발적이며 이와 함께 한방적 치료를 선호하는 정도가 그 어느 때보다도 높다. 이러한 이유로 국가에서는 전 국민 의료보험에 한방 치료를 포함시키고 제도적 뒷받침을 확고히 하는 한편 국가적인 차원에서 연구 개발을 위해 한의학 연구소 설립을

눈앞에 두며 특히 한국, 중국, 일본 동양 3국의 공동 학문 연구를 위한 테마 설정과 함께 연구에 박차를 가하는 실정이다.

셋째, 한의학을 하는 전문인들의 연구 자세가 그 어느 때보다도 적극적이고 또 한편으로 자체 반성적, 성찰(省察)적 분위기가 팽대하여 이 학문을 보다 현실 접근적 시각으로 조명하고 체계화하여 다가오는 21세기에 꽃피울 수 있는 의학으로서 가일층 노력해 대단히 밝은 전망을 던져 준다.

이상의 관점에서 보면 학문 자체에 산재한 발전의 저해 요소들을 하나하나 줄여나가는 데 어려움이 적지 않을 것이다. 또한, 미비한 제도적 문제점을 보다 효과적으로 국민 보건 차원에서 보완해야 하며 국가가 그에 전폭적 지원을 해야한다는 사실을 미루어볼 때 문제점은 적지 않다. 이때 일반 대중에게 한의학의 바른 이해를 돕고, 혼자 고민하고 병·의원에서 냉대받으며 해결되지 않은 많은 증상을 가지고 괴로워했던 수많은 사람을 위해 간단명료하게 설명되어 있는 고다카 슈지 선생의 『중국의학에서 본 병 아닌 병』은 정말로 시기적절한 책이라 아니할 수 없어 번역하게 되었다.

1부 프롤로그, 미병을 아는 법에서는 한의학의 치료 개념인 미병(未病)이란 어떤 것인가를 충분히 인식시키고 각종 신체적으로 괴로운 증상들을 가지면서도 검사상 이상을 발견하지 못하는 문제점들을 그 원리와 함께 알 수 있도록 정확한 한의학적 이해와 섭생 방법을 제시했다. 또 평소 생활할 때의 주의점과 한의학 용어를 현대식 의미로 풀어 설명하고 자연과의 조화로운 생활을 통한 균형 있는 건강법을 설명했다.

2부 병 아닌 병에서는 흔히 우리 주변에서 너무나 쉽게 발견되는 증상들, 즉, 환자인데 환자로서 취급 못 받는 사람들, 병이나 증상을 갖고 있으면서 거기에 적절한 대처가 어려운 환자들을 위해 제반 증상들을 구체적으로 기술하여 그 해결책을 제시하고 있어 많은 사람에게 커다란 희망과 용기를 심어 줄 책임을 확신한다.

이 책의 출간으로 크게는 국민 건강에 이바지하며 한편으론 한의학 발전에 알찬 밑거름이 되었으면 하는 바람이다.

강서 제위의 사랑과 질책을 겸허하게 받아들이고자 한다.

끝으로 물심양면 책을 만들어 주신 전파과학사 손영일 님께 깊은 감사를 전한다.

경희대학교 한의과대학 교수 김덕곤